全国医药职业教育药学类规划教材

药用微生物学实验

（供高职高专使用）

主编　黄贝贝　凌庆枝

编者　（以姓氏笔画为序）

叶丹玲（浙江医药高等专科学校）

杜　敏（广东食品药品职业学院）

杨冬雪（沈阳药科大学高等职业技术学院）

凌庆枝（浙江医药高等专科学校）

黄贝贝（浙江医药高等专科学校）

韩果红（中国药科大学高等职业技术学院）

中国医药科技出版社

内 容 简 介

本书是全国医药职业教育药学类规划教材之一，依照教育部［2006］16号文件要求，结合我国高职教育的发展特点，根据《药用微生物学实验》教学大纲的基本要求和课程特点编写而成。本书由微生物学实验、免疫学实验和控制药品质量的微生物学检验方法、附录几大部分组成，共24个实验。书后还附有常用染色法及其试剂的配制、常用培养基及其制备方法等。本书可供医药高职院校药学类专业学生使用，也可作为有关专业夜大、职大、函授等成人教育的教材和其他医药人员的参考资料。

图书在版编目（CIP）数据

药用微生物学实验/黄贝贝，凌庆枝主编. —北京：中国医药科技出版社，2008.6

全国医药职业教育药学类规划教材

ISBN 978－7－5067－3885－9

Ⅰ. 药… Ⅱ. ①黄…②凌… Ⅲ. 药物学：微生物学—实验—高等学校：技术学校—教材 Ⅳ. R915－33

中国版本图书馆CIP数据核字（2008）第060749号

美术编辑 陈君杞
版式设计 郭小平

出版 中国医药科技出版社
地址 北京市海淀区文慧园北路甲22号
邮编 100082
电话 发行：010-62227427 邮购：010-62236938
网址 www.cmstp.com
规格 787×1092mm 1/16
印张 6¼
字数 141千字
版次 2008年6月第1版
印次 2020年8月第8次印刷
印刷 北京市密东印刷有限公司
经销 全国各地新华书店
书号 ISBN 978-7-5067-3885-9
定价 **11.00元**

全国医药职业教育药学类规划教材

编 写 说 明

随着我国医药职业教育的迅速发展，医药院校对具有职业教育特色药学类教材的需求也日益迫切，根据国发［2005］35号《国务院关于大力发展职业教育的决定》文件和教育部［2006］16号文件精神，在教育部、国家食品药品监督管理局、教育部高职高专药品类专业教学指导委员会的指导之下，我们在对全国药学职业教育情况调研的基础上，于2007年7月组织成立了全国医药职业教育药学类规划教材建设委员会，并立即开展了全国医药职业教育药学类规划教材的组织、规划和编写工作。在全国20多所医药院校的大力支持和积极参与下，共确定78种教材作为首轮建设科目，其中高职类规划教材52种，中职类规划教材26种。

在百余位专家、教师和中国医药科技出版社的团结协作、共同努力之下，这套“以人才市场需求为导向，以技能培养为核心，以职业教育人才培养必需知识体系为要素、统一规范科学并符合我国医药事业发展需要”的医药职业教育药学类规划教材终于面世了。

这套教材在调研和总结其他相关教材质量和使用情况的基础上，在编写过程中进一步突出了以下编写特点和原则：①确定了“市场需求→岗位特点→技能需求→课程体系→课程内容→知识模块构建”的指导思想；②树立了以培养能够适应医药行业生产、建设、管理、服务第一线的应用型技术人才为根本任务的编写目标；③体现了理论知识适度、技术应用能力强、知识面宽、综合素质较高的编写特点。④高职教材和中职教材分别具备“以岗位群技能素质培养为基础，具备适度理论知识深度”和“岗位技能培养为基础，适度拓宽岗位群技能”的特点。

同时，由于我们组织了全国设有药学职业教育的大多数院校的大批教师参加编写工作，强调精品课程带头人、教学一线骨干教师牵头参与编写工作，从而使这套教材能够在较短的时间内以较高的质量出版，以适应我国医药职业教育发展的需要。

根据教育部、国家食品药品监督管理局的相关要求，我们还将组织开展这套教材的修订、评优及配套教材（习题集、学习指导）的编写工作，竭诚欢迎广大教师、学生对这套教材提出宝贵意见。

全国医药职业教育药学类
规划教材建设委员会
2008 年 5 月

前　言

本教材是由全国医药职业教育药学类规划教材建设委员会组织编写，供药学类专业高职层次的学生使用的实验教材。

微生物学是药学类学生的重要基础课程，实验课的教学是保证整体教学水平，提高教学质量的重要方面。我们根据“必需、够用”的原则进行编写，全书由微生物学实验、免疫学实验和控制药品质量的微生物学检验方法、附录几大部分组成，共24个实验，每个实验基本上按照【实验目的】、【实验原理】、【实验内容】、【复习与思考】的格式编排。在书的最后还附有常用染色法及其试剂的配制、常用培养基及其制备方法等。

本教材的创新之处在于突出药学专业及高职层次的特点，注重实用性、科学性，注重理论联系实际。总的实验内容涵盖基本技能训练、验证理论实验、综合设计实验三大块。在实验的设置和编写上，增加了两个需由学生自己设计完成的综合性实验内容，主要立意在于加强培养学生的观察和动手能力，培养学生提出问题、分析问题、解决问题的创新能力。通过实验教学使学生掌握必要的微生物学的基本技能，有利于对学生的“三基”培养。本教材还可作为从事药学类工作人员及其他专业人员的参考资料。

参加本教材编写的共有4所学校的6位教师，都是长期工作在教学科研第一线具有丰富经验的教师，他（她）们是浙江医药高等专科学校的黄贝贝、凌庆枝、叶丹玲；广东食品药品职业学院的杜敏；沈阳药科大学高等职业技术学院的杨冬雪；中国药科大学高等职业技术学院的韩果红（排名不分先后）。在编写过程中，得到教育部高职高专药品类专业教学指导委员会及各编写人员所在单位的大力支持，在此致以衷心的感谢。

由于我们的水平有限，时间仓促，经验尚不足，书中的缺点和错误在所难免，恳切希望使用本教材的教师、学生及有关专家提出宝贵意见，以利进一步的完善和提高。

编者

2008年4月

目　　录

药用微生物学实验的目的与基本要求

一、目的

微生物学实验课的目的是通过实验达到训练学生掌握微生物学基本的操作技能；使学生掌握微生物学的基本知识；加深对课堂讲授的微生物学理论知识的理解。通过实验课还可以培养学生观察、思考、分析问题、解决问题和提出问题的能力；养成实事求是、严肃认真的科学态度以及敢于创新的开拓精神。

二、基本要求

为了上好微生物学实验课，并保证安全，特提出如下要求：

1. 每次实验课前必须对实验内容进行充分预习，以了解实验的目的、原理和方法，达到心中有数，思路清楚。

2. 认真、及时做好实验记录，对于当时不能得到结果而需要连续观察的实验，则需记下每次观察的现象和结果，以便实验结束后的分析。

3. 实验室内应保持整洁，勿高声谈话和随便走动，保持室内安静。

4. 实验时小心仔细，全部操作应严格按操作规程进行，万一遇有盛菌试管或瓶不慎打破、皮肤破伤或菌液吸入口中等意外情况发生时，应立即报告指导教师，及时处理，切勿隐瞒。

5. 实验过程中，切勿使乙醇、乙醚、丙酮等易燃品接近火焰。如遇火险，应先关掉火源，再用湿布或沙土掩盖灭火。必要时使用灭火器。

6. 使用显微镜或其他贵重仪器时，要求细心操作，特别爱护。对消耗材料和药品等要力求节约，用毕后仍放回原处。

7. 每次实验完毕后，必须把所用仪器抹净放妥，将实验室收拾整齐，擦净桌面，如有菌液污染桌面或其他地方时，可用3%来苏尔液或5%石炭酸液覆盖0.5h后擦去，如系芽孢杆菌，应适当延长消毒时间。凡带菌的工具（如吸管、玻璃刮棒等）在洗涤前必须浸泡在3%来苏尔液中进行消毒。

8. 每次实验需进行培养的材料，应标明自己的组别及处理方法，放于教师指定的地点进行培养。实验室中的菌种和物品等，未经教师许可，不得携出室外。

9. 每次实验的结果，应以实事求是的科学态度填入报告表格中，力求简明准确，认真回答思考题，并及时汇交教师批阅。

10. 离开实验室之前将手洗净，并关闭灯、火、水、电、门、窗等。

实验一 显微镜的使用方法与细菌的形态、结构观察

【实验目的】

1. 了解普通光学显微镜的构造和原理，掌握显微镜的使用方法。
2. 学会使用显微镜观察细菌的方法。
3. 观察光学显微镜下细菌的形态与基本结构。

【实验原理】

微生物是一群个体微小、结构简单、肉眼不能看到，必须借助显微镜放大几百、几千、甚至几万倍才能看清的微小生物。因此，必须熟练掌握显微镜的使用和保护方法。

显微镜的种类很多，主要是依据目的不同可以分为普通光学显微镜（图1-1）、暗视野显微镜、荧光显微镜、电子显微镜、相差显微镜。在微生物学实验中，普通显微镜的使用最常见。通常以日光或灯光为光源，通过光线从标本玻片经过空气进入镜头时，由于介质密度不同而发生折射现象。所以进入物镜中的光线越少，视野越暗，物像越不清晰。针对此种情况，在玻片上加上折光率与之相近的香柏油（玻片 $n=1.52$，香柏油 $n=$

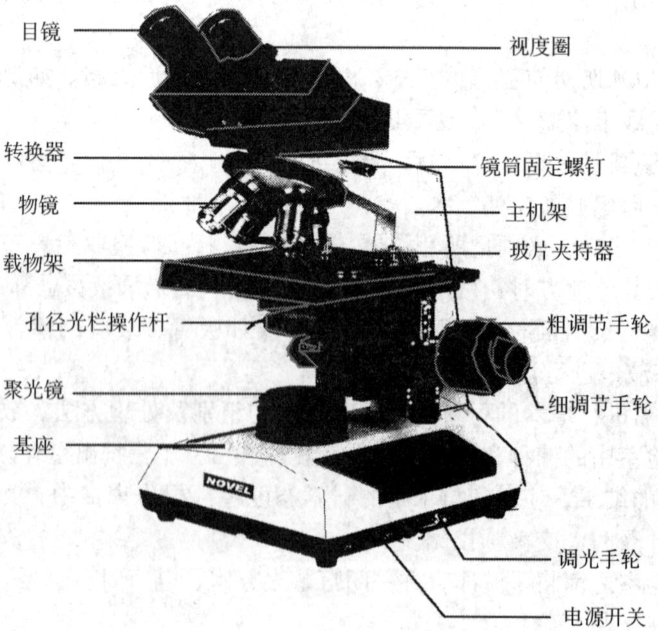

图1-1 双筒光学显微镜

1.515)，这样就可以避免光线因为分散而变少，从而加强视野的亮度，获得更加清晰的物像（图1－2）。

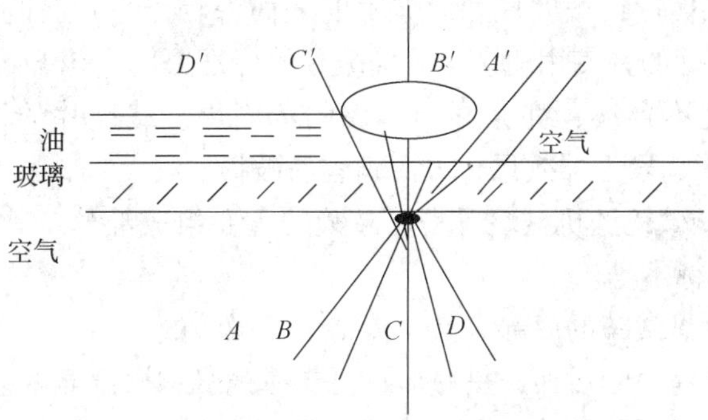

图1－2　油镜的原理示意图

【实验内容】

一、实验材料

球菌、杆菌、螺形菌的染色标本、普通光学显微镜、香柏油、二甲苯、擦镜纸等。

二、实验方法

（一）光学显微镜的组成构造

光学显微镜一般由载物台、聚光照明系统、物镜、目镜和调焦机构等组成。载物台用于放置被观察的标本。利用调焦旋钮可以驱动调焦机构，使载物台作粗调和微调的升降运动，调焦使被观察物体清晰成像。光学显微镜由光学系统和机械装置两部分构成。

1. 光学系统

（1）物镜：是决定显微镜性能的最重要部件，安装在物镜的转换器上，接近被观察的标本，故又叫做接物镜。物镜根据放大倍数的不同可分为低倍物镜、高倍物镜和油镜，分别刻有放大倍数的标记，即“10×”、“45×”、“100×”。油镜头上都有标记：标有“90×或100×”，镜头前有黑、白或红的圆圈，刻有“Ⅲ”或“Oil”等。

（2）目镜：因为它靠近观察者的眼睛，因此也叫接目镜。安放在镜筒的上端。目镜由上下两组透镜组成，上面的透镜称接目透镜，下面的透镜称汇聚透镜。常用目镜的放大倍数有5、10、15倍3种，分别与刻有“5×”、“10×”、“15×”的标记对应。如果是物镜可以分辨清楚的标本，假如没有经过目镜的再次放大，没达到人眼的分辨率，那就看不清楚；同样物镜所不能分辨的标本，即使目镜再放大，也还是看不清楚，所以目镜起的是放大的作用，不能提高显微镜的分辨率。因此目镜和物镜既相互联系而又彼此制约。

（3）聚光器：又叫集光器，位于载物台下方。它主要由聚光镜、孔径光阑、滤光镜等组成，聚光镜的作用相当于凸透镜，能够会聚由反光镜反射来的光线，使光线集中在载物玻片上，聚光镜又由许多透镜组成。聚光器可以通过上下移动来调节所需要的亮度。

（4）反光镜：位于聚光器的下方，是一个可以转动的具有平面和凹面两面的双面镜。平面镜反射光线的能力较弱；凹面镜反射光线的能力较强。

（5）盖玻片和载玻片：盖玻片和载玻片的表面都相当平坦，既无气泡也无划痕。一般选用无色，透明度好的，使用前洗净。盖玻片的标准厚度是0.17mm ±0.02mm，如不用盖玻片或盖玻片厚度不合适，都会影响成像的清晰度。载玻片的标准厚度是1.1mm ±0.04mm，若太厚会影响聚光器效果，太薄则容易破损。

2．机械装置 显微镜的机械装置是显微镜的重要组成部分。其作用是固定与调节光学镜头，固定与移动标本等。

（1）镜座：位于显微镜的底部，是支撑整个显微镜的。

（2）镜臂：位于镜筒的后面，呈弓形，是支撑镜身和搬挪显微镜时的握持部位。

（3）镜筒：位于显微镜的前上方，镜筒上端放置目镜，下端连接镜头转换器。有单筒和双筒两种。其中双筒显微镜，两眼可同时观察以减轻眼睛的疲劳。

（4）载物台：又称工作台或镜台，是用来安放标本的，有圆形和方形两种，其中以方形常见，面积为120mm×110mm。中间有一个通光孔，通光孔后方左右两侧各有一个压片夹，有固定式和移动式两种，移动式是通过推进器进行前后左右的移动。

（5）镜头转换器：固定于镜筒下端，有3~4个物镜圆孔，可安放不同放大倍数的物镜，转换器可以转动来调换物镜。

（6）调节器：是用来调节焦距的装置，有粗调节器和细调节器。粗调节螺旋用来作粗略的调焦，调到隐约看到物像，然后改用细调节螺旋作精确调焦，使标本物像清晰。为了得到清晰的物像，这种调节物镜和标本之间的距离的操作称为调焦。

（二）显微镜油镜的使用

1．将显微镜放置在洁净平稳的实验台上。

2．打开电源开关，通过聚光器调节亮度，使射入镜头的光线适中。

3．在待检玻片上加一小滴香柏油，油勿过多，更勿将油涂开。

4．将标本放在载物台上，用玻片夹持器固定，转动物镜转换器，选择低倍物镜置入光路。

5．眼睛从镜筒右侧注视油镜头，小心转动粗调节器，将载物台上升，直到镜头浸没于油中，轻轻与标本片相触。注意不要用力过猛，否则不仅易压碎玻片，还会损坏镜头。如果有气泡进入油层，可转动转换器若干次驱出气泡或再加一点油。

6．一边在目镜中观察，一边慢慢转动粗调节器使载物台缓缓下降，直到出现物像时，再改用细调节器至物像清楚为止。在调焦过程中，一旦镜头离开油滴，要重新从右侧观察，将载物台小心地提升，重复此操作。

7．观察完毕，向下转动粗螺旋器将载物台降到最低位置，取下标本。用擦镜纸擦去镜头上的香柏油，再用另一块擦镜纸小心沾取二甲苯，擦去残存的油迹，最后用一块新擦镜纸再擦去残留的二甲苯，将两个物镜转成“八”字形。关上电源，用绸布包好显微镜，放于镜箱中，存放在阴凉干燥处，避免受潮生锈。最后填写使用登记表，填好班级、姓名、学号。

（三）显微镜的维护

1. 显微镜是贵重和精密的仪器，使用时要小心爱护，勿随意拆散玩弄。持镜时必须是右手握臂、左手托座的姿势，不可单手提取，以免零件脱落或碰撞到其他地方。轻拿轻放，不可把显微镜放置在实验台的边缘，以免碰翻落地。

2. 保持显微镜的清洁，经常清除灰尘，清洁时要特别保护光学件，光学和照明部分只能用擦镜纸擦拭，切忌口吹手抹或用布擦，机械部分用布擦拭。水滴、酒精或其他药品切勿接触镜头和镜台，如果沾污应立即擦净。镜筒内要插入接目镜，以防止灰尘进入后堆积在物镜的后面。

3. 要养成两眼同时睁开的习惯，通常用左眼观察视野，右眼绘图。

4. 不要任意拆卸各种零件，物镜转换器和粗、细螺旋器，结构紧密，不要轻易拆装，若仪器发生故障，应及时进行修理，以防损坏。

5. 当用二甲苯擦镜头时，用量要少，不易久抹，以防黏合透镜的树脂被溶解。

6. 使用完毕后，必须恢复原样才能放回镜箱内。

（四）细菌基本形态的观察

1. 用刚刚学会的使用显微镜的方法观察球菌、杆菌、螺形菌的形态结构，注意细菌的形态、大小、排列方式以及是否有鞭毛、菌毛、荚膜和芽孢。

2. 分别绘出你在低倍镜、高倍镜和油镜下观察到的球菌、杆菌、螺形菌的形态结构，并注明物镜的放大倍数和总放大率。

•知识链接•

【复习与思考】

1. 为什么要选用香柏油为油镜的介质？其原理是什么？使用油镜时应注意哪些事项？

2. 如何正确使用和保护显微镜？影响显微镜分辨率的主要因素有哪些？

（杨冬雪）

实验二 细菌染色法

【实验目的】

1. 掌握细菌染色标本的制备。
2. 了解细菌染色方法的一般原则，掌握单染色法和革兰染色法及其结果判断。
3. 熟悉革兰染色法在细菌鉴定方面的重要意义。

【实验原理】

细菌染色法是细菌形态学检查的一项基本技术。由于细菌个体微小，无色半透明，在普通光学显微镜下不易观察清晰，一般需经染色来增加反差，从而有利于对细菌标本的观察。染料有带阴离子着色基团的酸性染料和带阳离子着色基团的碱性染料。在一般生理条件下（pH7.4 左右），细菌菌体都带负电荷，故用于细菌染色的染料多为带阳离子着色基团的碱性染料，如美蓝、结晶紫、碱性复红等，它们较容易与细菌菌体结合。

细菌染色法可分单染色法和复染色法两大类。单染色法只用一种染料，所染的细菌均被染成一种颜色，可用来观察细菌的形态和排列方式，一般无鉴别细菌的作用。复染色法通常是用两种以上染料进行染色，由于不同种类细菌或同种细菌的不同结构对染料有不同的反应性，而被染成不同的颜色，从而有鉴别细菌的作用，故又称鉴别染色法。

革兰染色（Gram stain）法是最常用的一种细菌鉴别染色法。用本法不仅可以观察细菌的形态和排列，还可根据染色结果将所有细菌分成革兰阳性菌与革兰阴性菌两大类：不被酒精脱色仍保留紫色者为革兰阳性菌（G^+菌），被酒精脱色后复染成红色者为革兰阴性菌（G^-菌）。革兰染色法不仅有助于细菌的鉴别，同时还为分析细菌的致病性和选用抗菌药物提供了依据。

在细菌标本染色前，必须将细菌固定在载玻片上，常用的固定方法为加热法，其目的是杀死细菌，且保持原有形态，并使细菌黏附在载玻片上，染色时不会脱落。

【实验内容】

一、细菌涂片标本的制作

（一）实验材料

1. 菌种 大肠埃希菌 18 ~24h 琼脂斜面培养物、葡萄球菌 18 ~24h 琼脂斜面培养物、大肠埃希菌和葡萄球菌的混合菌液。

2. 其他 载玻片、生理盐水、接种环、酒精灯等。

（二）实验方法

1．涂片 取洁净的载玻片一张，滴一小滴生理盐水于载玻片中央。将接种环在酒精灯火焰上烧灼灭菌冷却后，从琼脂斜面上沾取少许菌苔混入载玻片上的生理盐水中，磨匀并涂抹成直径1.5cm左右的均匀薄层菌膜。将接种环灭菌后放回原处。如用菌液制作涂片，则不加生理盐水，直接用接种环取菌液涂抹于载玻片上。亦可在同一载玻片上，用特制蜡笔划为二格，每格涂抹一种细菌。

2．干燥 将上述涂片置于桌面上，任其自然干燥；或将涂有细菌的一面朝上，在酒精灯火焰上方烘干，但切勿紧靠火焰，防止细菌烤焦。

3．固定 手持载玻片一端，涂有细菌标本的一面朝上，将载玻片在酒精灯火焰外层（最热部分）来回快速通过3次，使涂抹的细菌固定于载玻片上。固定时，温度不能太高，以手背皮肤触及载玻片时不感觉过烫为宜，千万不得将载玻片停留于火焰上灼烤。

（三）实验结果

按上述方法制备的细菌涂片，在涂抹部位可见有一层薄而均匀的菌膜。

二、单染色法

（一）实验材料

1．涂片 已制备的细菌涂片。

2．试剂 美蓝染液或复红染液、香柏油、二甲苯。

3．其他 显微镜、擦镜纸、吸水纸等。

（二）实验方法

1．将制备的细菌涂片平置于桌面，滴加美蓝染液（或复红染液）于载玻片的细菌涂抹处，染液以覆盖涂抹的标本为度，染色时间1～2min。

2．倾去染色液，用细水流自载玻片一端冲洗去多余的染液。

3．洗毕，甩净载玻片上的积水，并用吸水纸吸干。

4．待涂片自然干燥后，于涂抹处滴加香柏油，置油镜下观察染色结果。

（三）实验结果

经美蓝染液单染色后，所有细菌均染成蓝色；若用复红染液单染色，则所有细菌均染成红色。

三、革兰染色法

（一）实验材料

1．涂片 用葡萄球菌和大肠埃希菌混合菌液制备细菌涂片。

2．试剂 结晶紫染液、95%酒精、碘液、稀释复红染液、香柏油、二甲苯。

3．其他 显微镜、擦镜纸、吸水纸等。

（二）实验方法

1．初染 将用葡萄球菌和大肠埃希菌混合菌液制成的细菌涂片平置于桌面，滴加结晶紫染液于细菌涂抹处，使其布满菌膜，染色 1min，用细水流徐徐冲洗去多余染液，甩干载玻片上积水。

2. 媒染 滴加碘液覆盖菌膜，维持 1min. 用细水流冲洗，将载玻片上积水甩净。

3. 脱色 加 95% 酒精数滴于载玻片上，摇动载玻片让酒精来回流动使脱色均匀，倾去紫色酒精液；如涂片较厚可再滴加 95% 酒精，继续摇动载玻片直至无紫色染料脱出为止。脱色时间约 20 ~ 30s，由于细菌涂膜的厚薄不一，掌握好脱色时间，是革兰染色成败的关键。脱色时间过短，革兰阴性菌仍保留紫色可造成假阳性；反之，脱色过长，革兰阳性菌也可被染成红色。脱色后，立即用水冲洗去酒精，甩干积水。

4. 复染 滴加稀释复红染液于菌膜上，覆盖住菌膜，染色 1min。用水冲洗去染液，甩净载玻片上积水。让载玻片自然干燥或用吸水纸吸干水分，切勿用吸水纸擦拭。

5. 镜检 在已染色的标本上滴加香柏油一滴，置显微镜下观察染色结果。

（三）实验结果

革兰阳性菌被结晶紫着色后不易被酒精脱色，故染成紫色；革兰阴性菌被结晶紫着色易被酒精脱色，故被稀释复红复染成红色。葡萄球菌被染成紫色，为革兰阳性菌，大肠埃希菌被染成红色，为革兰阴性菌。

•知识链接•

【复习与思考】

1. 为什么细菌在染色前要进行固定?
2. 试比较单染色法与复染色法的异同点?
3. 革兰染色过程中，应注意哪些步骤?
4. 革兰染色法有何实际意义?
5. 细菌染色结果为红色就一定是革兰阴性菌吗? 为什么?
6. 革兰染色中哪一步是关键? 实验中你如何控制这一步?
7. 革兰染色中，不经复染这一步，能否区别出 G^+ 菌和 G^- 菌?

（杜　敏）

实验三　培养基的制备

【实验目的】

1. 了解配制培养基的原理，掌握配制培养基的一般方法和步骤。
2. 熟悉玻璃仪器的洗涤和灭菌的准备工作。

【实验原理】

培养基（culture medium）是人工配制的适合细菌等微生物繁殖的营养基质。培养基的种类较多，按其物理性状分为液体、固体和半固体。这主要是与琼脂有关，琼脂是从石花菜中提取出来的，其主要成分是半乳糖胶——一种多糖类化合物。在常用浓度下，加热至98℃时即可融化，冷却至45℃时可凝固，但pH为4以下灭菌后不凝固。因为绝大多数微生物不利用它作营养物质，所以琼脂是培养基最常用的赋形剂。一般半固体培养基的琼脂加量是0.8%～1.0%；固体培养基琼脂用量范围在1.5%～2.5%，具体可根据实验目的不同适当地增减。根据使用目的不同，或者说按培养基的功能不同又可以分为基础培养基、营养培养基、选择培养基、鉴别培养基和厌氧培养基。各种培养基的配制方法虽然不可能完全一致，但制备原则和方法是大致相同的。

培养基必须含有碳源、氮源、无机盐、生长因子、水等，这些营养物质按照一定的比例配方，在适合微生物繁殖的酸碱度和温度下，经过灭菌后才可以使用。

【实验内容】

本实验以培养细菌最常用的固体培养基——牛肉膏蛋白胨培养基为例，学习制备培养基。

一、实验材料

1. 培养基配方　牛肉膏0.3～0.5g，蛋白胨1g，氯化钠0.5g，琼脂2～3g，蒸馏水100ml。

2. 试剂　10% NaOH溶液。

3. 其他　精密pH试纸、扭力天平、药匙、称量纸、三角烧瓶、烧杯、量筒、试管、无菌平皿、玻璃棒、棉花、牛皮纸、线绳、纱布、移液管、漏斗、报纸、硫酸纸、吸管等。

二、实验方法

1. 按培养基的配方准确地称取牛肉膏、蛋白胨、氯化钠并放入烧杯中。不容易称量的牛肉膏，可用玻璃棒取出放硫酸纸上称量，然后连同硫酸纸一起放入烧杯中。向烧杯内加入所需的水量，如果这时稍微加热，牛肉膏便会与硫酸纸分开，然后立即取出硫酸纸。称药品时切忌药品混杂，一把药匙对应一种药品，或称取一种药品后，把药匙洗干净、擦干，再称取另一种药品。加热药品完全溶解后，将称好的琼脂放入烧杯中，加热搅拌全溶后补充所失水分再冷却。

2. 冷却后用精密 pH 试纸测定其 pH，此称培养基的原始 pH，若小于 7.6，则表示该培养基有些偏酸，用吸管向培养基中逐滴加入 10% NaOH ，一边加一边搅拌并随时用 pH 试纸测其 pH，直至达到所需的值。一般比要求的 pH 高出 0.2，因为高压蒸汽灭菌后，pH 常降低。

3. 根据实验不同需要，可将配制好的培养基分装入试管、三角瓶或无菌平皿内。液体培养基分装高度应以试管的 1/4 左右为宜，分装三角瓶的量一般以不超过三角烧瓶容积的一半为宜；固体培养基分装高度应以不超过试管的 1/5 为宜；半固体培养基分装高度应以试管的 1/3 为宜，装入三角瓶的量以三角瓶容量的一半为宜。注意在分装过程中，避免培养基沾在瓶口、管口或皿口上引起污染。

4. 分装完培养基后，在试管口或三角烧瓶口上塞上棉塞或试管帽等，以防止外界微生物进入培养基而造成污染并保证有良好的通气功能。

5. 加塞后，将全部试管用线绳捆好，再在试管外包一层牛皮纸或报纸，以防止灭菌时冷凝水润湿棉塞，其外再用线绳扎好。用记号笔注明培养基名称、年级、专业、班级、组别、配制日期。三角烧瓶加塞后，外包牛皮纸，用线绳扎好，同样用记号笔注明培养基名称、年级、专业、班级、组别、配制日期。

6. 对培养基进行高压蒸汽灭菌。一般不含糖培养基用 0.1MPa 高压蒸汽灭菌 15 ~ 30min，含糖培养基用 55.21 kPa 灭菌 20 ~ 30min。

7. 将灭菌的试管培养基冷至 50℃左右，然后将试管口一端放在木棒上（图 3 - 1）。

8. 将无菌的培养基放入 37℃的培养箱中培养 24 ~ 48h，以检查灭菌是否彻底。

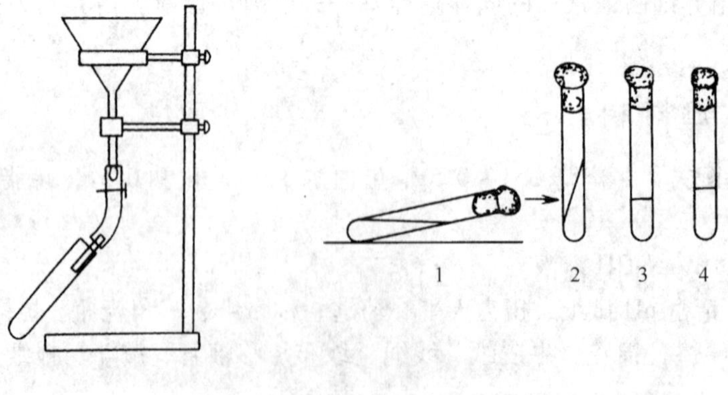

图 3 - 1 培养基的过滤与分装

1. 斜面摆法；2. 做好的斜面；3. 新分装的斜面装置；4. 半固体高层

·知识链接·

【复习与思考】

1. 配制培养基的原则有哪些？
2. 培养基为什么要调 pH？细菌、放线菌、酵母菌、霉菌最适 pH 各为多少？
3. 培养基常规灭菌的条件是什么？
4. 培养基配制好后，为什么必须立即灭菌？
5. 培养基应怎样进行无菌检查？

（杨冬雪）

实验四 细菌的分离与培养

【实验目的】

1. 了解细菌分离纯化的原理，掌握常用的分离纯化方法。
2. 学会正确使用常用的细菌接种工具，掌握各种接种方法和技术。
3. 掌握无菌操作技术。
4. 熟悉细菌在不同培养基上的生长情况。

【实验原理】

自然界中的微生物是以多种混居的群体形式存在的，因此要研究某一微生物必须首先分离出该微生物的纯培养物，即微生物的纯种分离。常用的纯种分离方法有平板划线分离法、倾注平板分离法。

平板划线分离法是先制备好无菌平板，在无菌的环境下用接种环沾取少许待分离的微生物，在培养基表面连续划线或者分区划线，线的起始部分微生物连在一起生长，越往后菌量越少，最后可能形成单个的菌落，可以认为是由一个细胞大量繁殖后而形成的集团，因此可以得到纯培养物。倾注平板法是先把待分离的微生物进行一系列的液体稀释，然后分别取一定量的稀释液与预先熔化并冷却到45～50℃之间的琼脂培养基混合，摇匀后倒平板（或者先把稀释液置于平皿中，再倒入预先熔化并冷却到45～50℃之间的琼脂培养基），培养后可能有单菌落出现，从而得到纯培养物。

严格的无菌操作技术是保证微生物分离培养成功的重要前提条件。主要是防止环境中的微生物污染实验材料，同时也要防止实验材料污染环境或者感染人体。

在合适的条件下，同种细菌在不同的培养基中生长，其生长状况不同；不同的细菌在相同的培养基上生长，它们的生长情况也不一样。这些差异称为培养特征，是细菌鉴别和分类的重要依据之一。

【实验内容】

一、常用接种工具的使用

常用的微生物接种工具有接种环、接种针、移液管、涂布棒（图4－1）等，可以根据实验的目的而进行选择。本实验主要介绍接种环和接种针的使用方法。

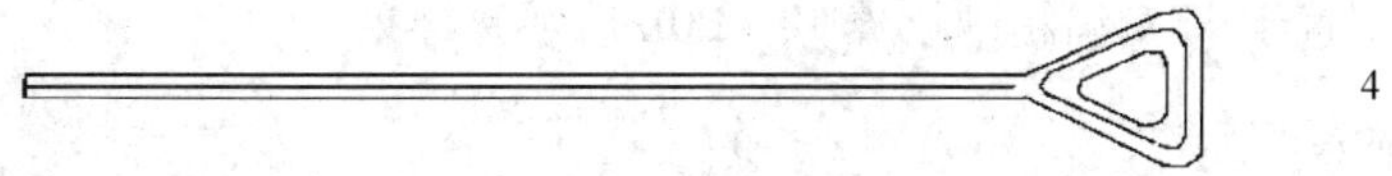

图4－1　常用接种工具

1．接种环；2．接种针；3．移液管；4．涂布棒

二、分离培养法

（一）实验材料

1．菌种　细菌混合液。

2．培养基　普通琼脂培养基。

3．其他　接种环、酒精灯、0.5ml灭菌移液管、灭菌培养皿、无菌水管（4.5ml/管）。

（二）实验方法

1．平板连续划线分离法

（1）制备无菌平板。

（2）把灭菌后的接种环冷却后取适量混合菌液涂布于平板的一端。

（3）灼烧接种环，冷却后稍沾涂布处，在培养基表面连续“之”字形划线，直至划完整个平板表面（图4－2a）。也可以两次划完，即第一次划到平板中部，将平板倒转方向，再从另一端划到中间位置（图4－2b）。标记后培养。

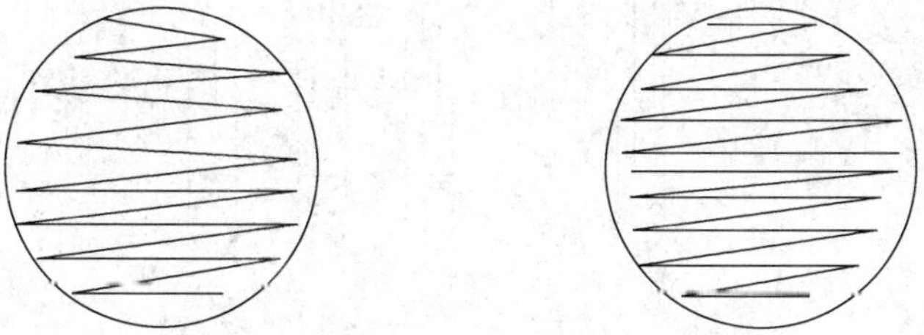

图4－2　平板连续划线分离法

2．平板分区划线分离法

（1）制备无菌平板。

（2）在无菌区域中左手持培养皿，用中指、无名指、小指配合手掌托起平皿底部，

拇指和食指将皿盖打开约45°。将沾有菌液的接种环从开口处伸入平皿内，把菌涂布于平板的一端。

（3）灼烧接种环，冷却后稍沾涂布处，在培养基表面连续“之”字形划3～5条线（a区）。

（4）将接种环灼烧冷却后，从a区划至b区。重复以上操作分别划出c区、d区（图4－3），将平皿倒置于37℃温箱中培养18～20h后观察结果。

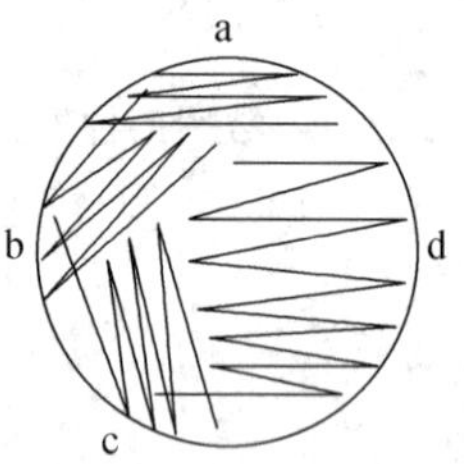

图4－3　平板分区划线分离法

3．倾注分离法（图4－4）

（1）取5支无菌水管，依次编号为10^{-1}、10^{-2}、10^{-3}、10^{-4}、10^{-5}，再取9个无菌空平皿，3个一组分别编号为10^{-3}、10^{-4}、10^{-5}

（2）稀释细菌混合液。取1支无菌移液管，按无菌操作的方法吸取0.5ml细菌混合液于10^{-1}试管中（移液管不能接触10^{-1}管中菌液）。另取一支无菌移液管，在10^{-1}试管中来回数次，混匀后吸取0.5ml菌液至10^{-2}管中，依次类推直到10^{-5}为止。

（3）用无菌移液管分别吸取10^{-3}、10^{-4}、10^{-5}三个稀释度的菌液各1ml，加入相应编号的空平皿中，再加入熔化后冷却至48℃左右的琼脂培养基约15ml，摇转混匀后静置，凝固后将平皿倒置于37℃温箱中培养18～20h后观察结果。

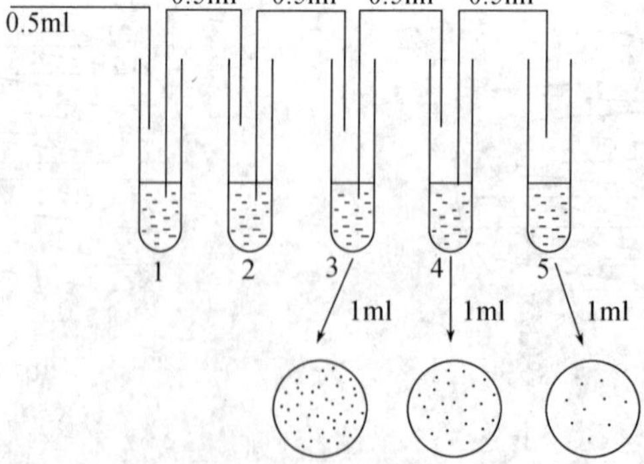

图4－4　倾注分离法

（三）实验结果

培养后，在琼脂平板中可以看到由单个细菌繁殖形成的肉眼可见的细菌的集团，即菌落。不同的细菌菌落的特征不完全相同，这是细菌鉴别的依据之一。主要从以下几个方面观察菌落的特征：

（1）大小：以毫米计。

（2）边缘：整齐、波纹状、锯齿状等。

（3）表面：光滑、粗糙、圆环状、乳突状等。

（4）形状：圆形、不规则、放射状等。

（5）色素：有无色素、颜色、溶解性等。

（6）透明度：透明、半透明、不透明。

（7）湿润度：湿润、干燥。

三、纯培养法

（一）实验材料

1．菌种　大肠埃希菌斜面培养物、金黄色葡萄球菌斜面培养物。

2．培养基　普通琼脂斜面培养基、普通肉汤培养基、半固体培养基。

3．其他　接种环、接种针等。

（二）实验方法

1．斜面培养基接种法（图4－5）

（1）左手持菌种管与空白培养基管，斜面均向上。

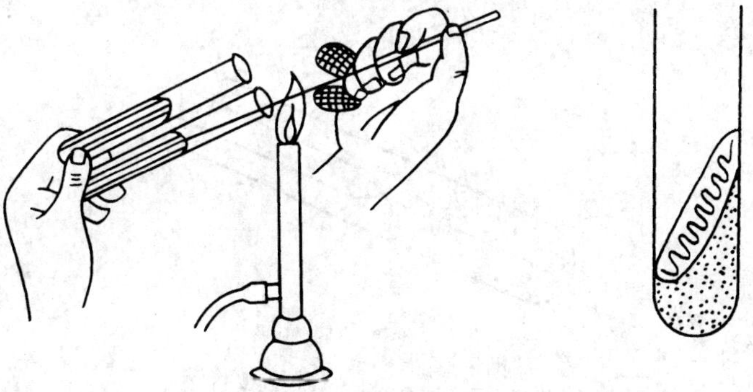

图4－5　斜面培养基接种法

（2）右手拿接种环，经火焰灭菌后冷却。用右手掌与小指、无名指分别夹下培养基管与菌种管的棉塞（或者橡胶塞），试管口通过火焰。

（3）接种环伸入菌种管，沾取少量菌种。

（4）接种环伸入培养基管，在斜面上从下往上“之”字形划线。

（5）试管口再通过火焰，并将试管塞塞好。接种环灭菌。

（6）接好菌的试管放入 37℃温箱中培养 18～20h 后观察结果。

2．液体培养基接种法（图 4－6） 与斜面培养基接种法基本相同，不同之处是斜持试管，接种环取菌后在液面上方的试管壁上研磨，使菌转移到试管壁上，试管直立以后菌种即位于液体培养基中。

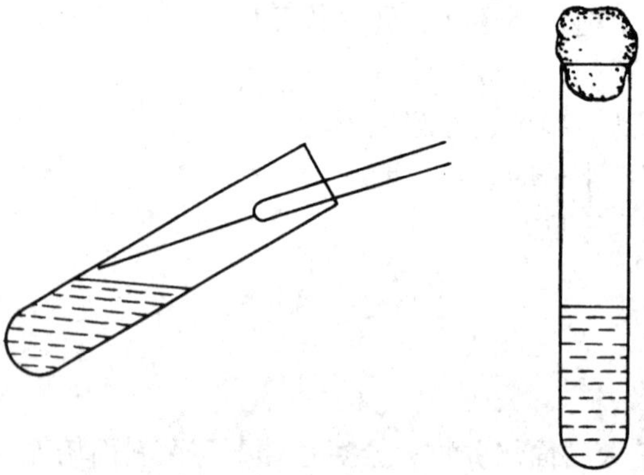

图 4－6 液体培养基接种法

3．半固体培养基接种法（图 4－7） 该种培养基接种时用接种针。接种针的使用方法基本同接种环。用接种针沾取菌种后从半固体培养基的中央位置自上而下穿入，直刺至接近试管底但是不触及试管底，接种针原路抽出，置于 37℃温箱中培养 18～20h 后观察结果。

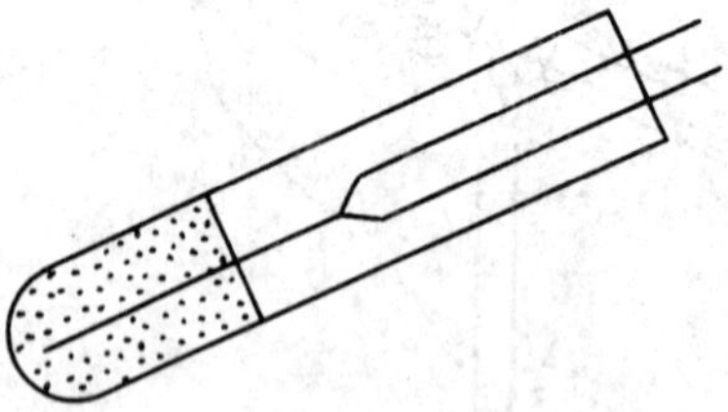

图 4－7 半固体培养基接种法

（三）实验结果

1．斜面培养基接种法 培养基表面形成一层菌苔。金黄色葡萄球菌在斜面上形成一层金黄色菌苔，大肠埃希菌则形成一层灰白色菌苔。

2．液体培养基接种法 细菌在液体培养基中生长后，原清澈透明的液体，有的变为均匀混浊，有的在液体表面形成一层菌膜，有的在管底形成沉淀。接种大肠埃希菌或者金黄色葡萄球菌后液体培养基变为均匀混浊。

3．半固体培养基接种法　半固体培养基可以用于保存菌种和观察细菌的运动能力，也可以用于检测细菌的生化反应，如明胶培养基的接种。

有运动能力（即有鞭毛）的细菌（如大肠埃希菌），能沿穿刺线向四周弥散生长，穿刺线模糊不清；没有运动能力的细菌（如金黄色葡萄球菌）仅沿穿刺线生长，穿刺线外的培养基仍透明。

•知识链接•

【复习与思考】

1．请设计两种不同的实验程序从一微生物的混合材料中分离得到纯培养物。
2．在接种细菌时如何注意无菌操作？
3．培养皿为什么要倒置培养？
4．检查细菌是否有运动能力的实验方法有哪些？
5．用划线法分离，怎样才能得到相互分离的菌落？

（韩果红）

实验五　细菌的生化反应

【实验目的】

1. 熟悉细菌生化反应的原理。
2. 掌握几种常用的生化反应的试验方法及结果的判定。

【实验原理】

不同的细菌在代谢过程中产生的酶不完全相同，对相同物质的分解能力也不一样，因此代谢产物也有差别。利用生化反应的现象差异对细菌进行鉴别是鉴别细菌的重要手段。实验的种类和方法很多，本实验主要介绍糖发酵试验、IMViC 试验、淀粉水解试验和明胶液化试验。

1. 糖发酵试验：各种细菌的酶系统不完全相同，因此分解利用糖的能力不同，产生的分解产物也各异。有的产酸又产气，有的产酸不产气，利用此现象可以鉴别菌种，尤其适用于肠道细菌的鉴别。

2. 吲哚（indole）试验：有些细菌（如大肠埃希菌）具有色氨酸酶，能分解蛋白胨中的色氨酸生成吲哚（靛青质），吲哚与柯氏试剂反应，形成红色的玫瑰吲哚。

柯氏试剂包含三种成分，即盐酸、异戊醇、对二氨基甲基苯甲醛。盐酸主要是提供一个酸性条件；异戊醇用于浓缩分散在培养基中的吲哚；对二氨基甲基苯甲醛和吲哚在酸性条件下反应形成红色的化合物。

3. 甲基红（methyl red）试验：细菌分解培养基中的葡萄糖后终产物不同，造成培养基的酸碱度不同，甲基红指示剂呈现的颜色不同，因此可以区别不同的细菌。甲基红指示剂的变色范围是 pH4.4（红色）~6.2（黄色）。本试验主要是鉴别大肠埃希菌和产气杆菌。这两种菌都能分解葡萄糖产生丙酮酸。产气杆菌能将两分子的丙酮酸脱羧生成一分子的中性乙酰甲基甲醇，所以培养基的 pH 可在 5.4 以上，甲基红试剂呈现橘黄色，为甲基红试验阴性；而大肠埃希菌能进一步分解丙酮酸，产生的酸类较多，使培养基的酸碱度在 pH4.5 以下甚至更低，故甲基红指示剂呈现红色，为甲基红试验阳性。

4. V-P 试验：该试验是测定细菌分解葡萄糖后能否产生乙酰甲基甲醇。在碱性条件下，乙酰甲基甲醇可以被氧化成二乙酰，后者可以与培养基蛋白胨中精氨酸所含的胍基反应，生成红色化合物，称 V-P 试验阳性。试验时加入 α-萘酚可以加速这个反应，V-P 试验和甲基红试验一起是鉴别大肠埃希菌和产气杆菌的最有效的方法。

5. 枸橼酸盐（citrate）利用试验：在配制的培养基中仅含有一种碳源即枸橼酸盐。一般的细菌可以利用磷酸二氢铵作为氮源，但不一定能分解枸橼酸盐而获得碳源。因此可以利用细菌能否分解枸橼酸盐而鉴别不同的细菌。能够利用枸橼酸盐者，则能在此培养基上生长，并使培养基变为碱性，培养基中的溴麝香草酚蓝指示剂由绿色变为深蓝色。

6. 淀粉水解试验：细菌在代谢过程中产生淀粉酶，可以把培养基中的淀粉依次分解为糊精、麦芽糖、葡萄糖。淀粉与碘反应可以生成蓝色的化合物，而其水解产物糊精、麦芽糖、葡萄糖与碘不会生成蓝色化合物，因此可以判断细菌是否具有分解淀粉的能力。

7. 明胶液化试验：明胶是一种动物蛋白质，它的特点是高于20℃时呈液态，低于20℃时呈固态。有些细菌在代谢过程中可以分泌明胶酶而分解明胶，明胶被破坏后即失去凝固能力，虽低于20℃也不凝固，将细菌穿刺接种于明胶培养基中，培养后若细菌能产生明胶酶则明胶就会液化。

【实验内容】

一、糖发酵试验

（一）实验材料

1. 菌种 大肠埃希菌、伤寒杆菌新鲜斜面培养物。

2. 培养基 葡萄糖发酵管、乳糖发酵管培养基（即在蛋白胨水中加入0.5～1g糖类、酸碱指示剂和一个倒置的杜氏小管）。试管内酸碱指示剂是溴甲酚紫，颜色变化范围是pH5.2（黄色）～6.8（紫色）。

3. 其他 接种环、酒精灯等。

（二）实验方法

1. 以无菌的方法接种大肠埃希菌于葡萄糖发酵管、乳糖发酵管中，伤寒杆菌同样操作，做好标记。

2. 同时取空白试管作为对照（不接菌），一起置于37℃温箱中培养18～24h，观察结果。

（三）实验结果

若细菌能分解糖而产酸则能使指示剂变色，用“+”表示；若同时产气则杜氏小管中有气泡以“⊕”表示；若细菌不分解糖则不能产酸，指示剂不变色，小倒管内也无气泡，则以“-”表示。

二、吲哚试验

（一）实验材料

1. 菌种 大肠埃希菌、产气杆菌新鲜斜面培养物。

2. 培养基 蛋白胨水培养基。

3. 试剂 吲哚试剂（柯氏试剂）。

4. 其他 接种环、酒精灯等。

（二）实验方法

1. 分别以无菌的方法接种大肠埃希菌、产气杆菌于蛋白胨水培养基中，置37℃温箱中培养 48h。

2. 取出后每管滴加 10 滴柯氏试剂，摇匀后静置数分钟观察结果。

（三）实验结果

若培养基表面形成玫瑰红色，则该反应为阳性，仍为黄色者则为阴性。

三、甲基红试验

（一）实验材料

1. 菌种 大肠埃希菌、产气杆菌新鲜斜面培养物。

2. 培养基 葡萄糖蛋白胨水培养基。

3. 试剂 甲基红试剂。

4. 其他 接种环、酒精灯等。

（二）实验方法

1. 分别以无菌的方法接种大肠埃希菌、产气杆菌于葡萄糖蛋白胨水培养基中，37℃温箱中培养 48h。

2. 取出后分别滴加甲基红试剂 2 ~ 3 滴，立即观察结果。

（三）实验结果

培养基变为红色者为阳性，否则为阴性。

四、V－P（Voges－Proskauer）试验

（一）实验材料

1. 菌种 大肠埃希菌、产气杆菌新鲜斜面培养物。

2. 培养基 葡萄糖蛋白胨水培养基。

3. 试剂 40% 氢氧化钾溶液，6% α－萘酚酒精溶液。

4. 其他 接种环、酒精灯等。

（二）实验方法

1. 分别以无菌的方法接种大肠埃希菌、产气杆菌于葡萄糖蛋白胨水培养基中，37℃温箱中培养 48h。

2. 取出后分别滴加 40% 氢氧化钾溶液 10 ~ 20 滴，摇匀后再各加等量的 6% α－萘酚酒精溶液，静置 15min 后观察结果。

（三）实验结果

培养基变为红色者为阳性，否则为阴性。若所有试管均无红色，稍微加热后，再观察结果。

五、枸橼酸盐（citrate）利用试验

（一）实验材料

1. 菌种 大肠埃希菌、产气杆菌新鲜斜面培养物。

2. 培养基　枸橼酸盐斜面培养基。

3. 其他　接种环、酒精灯等。

（二）实验方法

1. 分别以无菌的方法接种大肠埃希菌、产气杆菌于葡萄糖蛋白胨水培养基中，37℃温箱中培养24h。

2. 取出观察结果。

（三）实验结果

有菌生长，培养基由绿色变为深蓝色者为阳性；否则为阴性。

六、淀粉水解试验

（一）实验材料

1. 菌种　金黄色葡萄球菌、枯草杆菌新鲜斜面培养物。

2. 培养基　淀粉琼脂平板培养基。

3. 试剂　碘试剂。

4. 其他　接种环、酒精灯等。

（二）实验方法

1. 把淀粉琼脂平板培养基分成两个区，并在底部做好标记。

2. 分别以无菌的方法在各区接种金黄色葡萄球菌、枯草杆菌，37℃温箱中倒置培养48h。

3. 取出，在平板上滴加碘液，观察结果。

（三）实验结果

无菌处培养基呈蓝黑色；有菌生长，菌生长线周围培养基无色者为阳性；有菌生长，菌生长线周围培养基为蓝黑色者为阴性。

七、明胶液化试验

（一）实验材料

1. 菌种　大肠埃希菌、枯草杆菌新鲜斜面培养物。

2. 培养基　明胶高层培养基。

3. 其他　接种环、酒精灯等。

（二）实验方法

1. 分别以无菌的方法穿刺接种大肠埃希菌、枯草杆菌于明胶高层培养基中，37℃温箱中培养24～48h。

2. 取出后置于冰箱中或冰浴中30min，观察结果。

（三）实验结果

培养基呈液化状态者为阳性，无液化现象者为阴性。

•知识链接•

【复习与思考】

1. 细菌的生化反应有什么实际意义？

2. 柯氏试剂的主要成分是什么？分别起什么作用？

3. 大肠埃希菌与产气杆菌都是革兰阴性杆菌，形态及染色方法不易区别，可以利用哪些生化反应进行区分，为什么？

4. 在细菌培养中吲哚检测的化学原理是什么？

（韩果红）

实验六　放线菌的培养与观察

【实验目的】

1. 学习并掌握用玻璃纸培养放线菌的方法。
2. 初步了解放线菌的个体形态特征。

【实验原理】

玻璃纸具有半透膜性，其透光性与载玻片基本相同。将灭菌的玻璃纸覆盖在琼脂平板表面上，然后将放线菌接种于玻璃纸上，经培养使放线菌生长在玻璃纸上。观察时，将长菌的玻璃纸剪取小片，贴放在载玻片上，直接镜检。这种方法可观察到放线菌的自然生长状态，也便于观察不同生长期的形态。

【实验内容】

一、实验材料

1. 菌种　5406 放线菌（*Streptomyces microflavus*）、灰色链霉菌（*S. griseus*）、弗氏链霉菌（*S. fradiae*）。

2. 培养基　高氏一号培养基。

3. 仪器与用品　无菌平皿、无菌玻璃纸、无菌盖玻片、无菌玻璃涂棒、1ml 无菌吸管、盛有 9ml 无菌水试管若干支、无菌镊子、酒精灯、接种环、剪刀、载玻片、显微镜等。

二、实验方法

1. 玻璃纸灭菌　将玻璃纸和滤纸剪成与培养皿大小相同的圆形纸片，用水浸泡后把滤纸和玻璃纸交互重叠地放在培养皿中，使滤纸和玻璃纸隔开，然后进行湿热灭菌，备用。

2. 制备琼脂玻璃纸平板培养物

（1）将高氏一号琼脂培养基熔化后在超净工作台的酒精灯火焰旁倒约 15ml 于无菌平皿内，待培养基凝固后，按无菌操作用镊子将玻璃纸展开覆盖在琼脂平板上，并展平。

（2）稀释菌液：将放线菌斜面菌种制成 10^{-3} 的孢子悬液。

（3）接种：用 1ml 无菌吸管取 0.2ml 孢子悬液滴加在玻璃纸平板上，然后用无菌涂棒涂抹均匀。也可用接种环挑取菌种斜面菌苔在玻璃纸上划线。

（4）培养：将平板倒置于 28 ~ 30℃下培养 5 ~ 7d。

3. 自然生长状态的观察 在洁净载玻片上加一环水，用剪刀剪取小片玻璃纸，菌面朝上平贴在玻片的水滴上（勿产生气泡），先用低倍镜观察，找到适宜部位，再用高倍镜仔细观察。

观察并区别基内菌丝、气生菌丝、孢子丝及孢子的形态、粗细和颜色的差异。

4. 注意事项

（1）接种时注意玻璃纸与培养基间不宜有气泡，以免影响其表面放线菌的生长。

（2）操作过程中勿碰动玻璃纸菌面上的培养物。

三、实验结果

绘出你所观察到的放线菌自然生长的个体形态图。

•知识链接•

【复习与思考】

1. 为什么在培养基上放了玻璃纸后放线菌仍能生长？
2. 玻璃纸法可否用于培养其他微生物？为什么？
3. 熟悉放线菌的形态特征和菌落特征。
4. 镜检时如何区分放线菌的基内菌丝和气生菌丝？

（杜　敏）

实验七　真菌的培养与观察

【实验目的】

1. 熟悉真菌的特点、培养条件及其观察的方法。
2. 认识常见真菌的形态结构，了解其培养方法。

【实验原理】

真菌是一类真核细胞型微生物，常见的有酵母菌和霉菌，其形态结构比细菌复杂。酵母是单细胞真菌，个体比细菌大，繁殖方式有无性繁殖和有性繁殖两种，无性繁殖主要以出芽、裂殖方式进行，有性繁殖以产生子囊孢子方式进行。霉菌为多细胞真菌，其菌丝体分为基内菌丝体和气生菌丝体，菌丝有多种形态。不同种类的真菌，其孢子在形态、结构和形成方式等方面有所不同，故真菌的菌丝和孢子的形态、结构常常作为其分类和鉴定的依据。

真菌对营养要求不高，易培养，常用沙保培养基，其菌落特征也可作为种类鉴别的依据。

【实验内容】

一、酵母菌的形态观察

（一）实验材料

1. 菌种　啤酒酵母菌 48h 液体培养物、啤酒酵母菌 24h 斜面培养物。

2. 试剂　碘液等。

3. 其他　载玻片、盖玻片、滴管、接种环、小镊子、显微镜等。

（二）实验方法

用滴管取一小滴啤酒酵母液体培养物置于载玻片中央，用小镊子夹一片盖玻片，使其一侧与载玻片上的液滴边缘接触，然后慢慢将盖玻片放在液滴上，注意避免产生气泡。

将制好的水浸片用低倍镜观察后，再用高倍镜观察，注意酵母菌细胞的大小、形状及芽殖情况。

另取一载玻片，在载玻片中央滴加一滴碘液，然后用接种环取少量啤酒酵母斜面培养物与碘液混匀（注意不要将液体涂抹得太分散），用小镊子取一洁净盖玻片，使其一侧与液滴边缘接触，慢慢将盖玻片放在液滴上，用高倍镜观察，注意酵母菌胞浆的液泡内的肝糖颗粒。

（三）实验结果

酵母菌的个体比细菌大，高倍镜下即可看清楚。酵母菌呈圆形、卵圆形或腊肠形，有时可见芽殖情况。在碘液染片中可见到酵母菌胞浆的液泡内有褐色的肝糖颗粒。

二、霉菌的形态观察——小培养法

采用霉菌小培养法可直接观察到生活状态下的霉菌形态结构及其发育过程，在鉴定上有重要意义。

（一）实验材料

1. 菌种 青霉菌、根霉菌、曲霉菌。

2. 培养基 沙保琼脂培养基。

3. 其他 无菌平皿、无菌载玻片及盖玻片、小镊子、刀片、接种针、酒精灯、显微镜等。

（二）实验方法

将配制好的沙保琼脂培养基、平皿、载玻片、盖玻片等用高压蒸汽灭菌，备用。

霉菌小培养最好在无菌室或接种罩内进行。将已高压灭菌冷却至50～60℃的沙保培养基10～15ml倾注于一个无菌平皿内。待培养基凝固后，以无菌操作技术将培养基切成0.5cm^{2}的小方块置于已灭菌的载玻片上。用灭菌的接种针沾取霉菌菌种，点种于培养基块的四边，用无菌的盖玻片盖好（图7－1）。将载玻片放置在有一定湿度的容器内（可用一个稍大的平皿，内放沾有水分的纱布）。将容器置28℃恒温箱内培养2～3d。

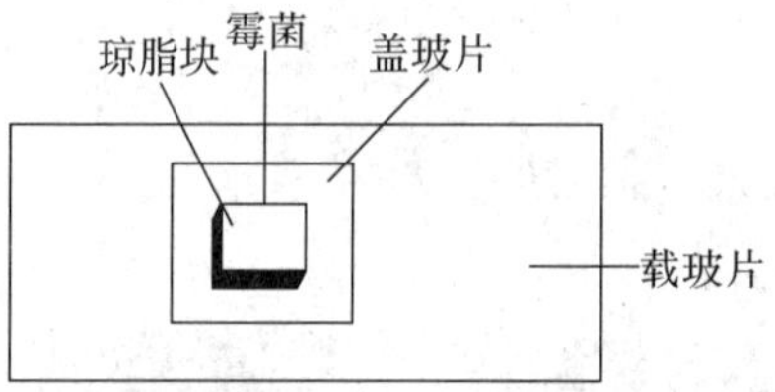

图7－1 霉菌小培养

待霉菌生长后，可逐日从容器内取出载玻片，用低倍镜和高倍镜观察。

（三）实验结果

用霉菌小培养法不但可以直接在显微镜下观察到霉菌的菌丝、孢子的完整结构，还可看到霉菌自然生长发育的过程。该法避免了用接种环从培养基取菌制片时，菌丝及孢子受损而变形。本法操作简便，对霉菌的分类与鉴定有一定帮助。

三、真菌的菌落观察

（一）实验材料

1. 菌种 酵母菌、白色念珠菌、霉菌（曲霉菌、根霉菌、毛霉菌）。

2. 培养基　沙保琼脂斜面培养基。

3. 其他　接种环、酒精灯等。

（二）实验方法

分别将酵母菌、白色念珠菌和霉菌接种于沙保琼脂斜面培养基。将培养基置28℃恒温箱培养3～16d，观察结果。

（三）实验结果

先观察菌落表面的形态、颜色；再观察菌落的背面，看有无基内菌丝及其颜色；注意观察培养基中产生色素的情况。真菌的菌落可分三类：

1. 酵母型菌落　以酵母菌为代表，它的菌落与细菌菌落相似，但比细菌菌落大，呈圆形，表面光滑湿润，不透明，多数为乳白色，培养时间长，表面呈皱缩状。

2. 类酵母型菌落　如白色念珠菌菌落，其外观性状与酵母型菌落相似，但芽生孢子与母细胞连结形成的假菌丝可向培养基中生长。

3. 霉菌菌落（丝状型菌落）　由菌丝体和孢子组成。气生菌丝和孢子覆盖着表层，菌落表面疏松，呈绒毛状、粉末状或棉絮状，成熟的孢子常带有各种颜色，而使菌落呈现黄、绿、橙、黑等颜色。菌落背面可见基内菌丝深入到培养基内。有的真菌产生可溶性色素，菌落背面以至部分培养基也可着色。

•知识链接•

【复习与思考】

1. 什么是真菌？简述酵母菌、霉菌的形态、结构特征。
2. 霉菌小培养有何实际意义？
3. 你在显微镜下观察到的酵母菌和霉菌有何主要区别？

（杜　敏）

实验八　从自然环境中分离纯化噬菌体

【实验目的】

1. 了解从自然环境中分离纯化噬菌体的基本原理。
2. 学习用双层琼脂平板法分离纯化大肠埃希菌噬菌体的方法。
3. 观察噬菌斑。

【实验原理】

噬菌体广泛地存在于自然界。凡有寄主存在的地方，一般都能找到相应的噬菌体。例如在粪便和阴沟污水中很容易分离到 *E. coli* 噬菌体；牛乳场有大量的乳酸杆菌，也容易分离到乳酸杆菌噬菌体等。因为噬菌体对寄主具有高度专一性，因此可利用此寄主作为敏感菌株培养分离它们。另外，根据噬菌体对其寄主的裂解可在含有敏感菌株（即宿主）的琼脂平板上形成肉眼可见的噬菌斑，而且在高稀释液中一个噬菌体产生一个噬菌斑，从而可对噬菌体进行纯化和效价测定。

【实验内容】

一、实验材料

1. 菌种和培养基　*E. coli*（37℃培养 18～24h），三倍浓缩的牛肉膏蛋白胨液体培养基、试管液体培养基、上层牛肉膏蛋白胨琼脂培养基（含琼脂 0.6%～0.7%，分装试管，每管 4ml）、底层牛肉膏蛋白胨琼脂甲板培养基（含琼脂 2%，每皿 10ml）。

2. 仪器与用品　无菌平板、无菌吸管、无菌过滤器、无菌玻璃涂棒、恒温水浴锅、真空泵等。

二、实验方法

1. 噬菌体的分离

（1）制备菌悬液：取 *E. coli* 斜面一支加 4ml 无菌水洗下菌苔，制成菌悬液。

（2）增殖噬菌体：取污水样 200ml，置于 500ml 三角瓶内，再加入三倍浓缩的牛肉膏蛋白胨培养基 100ml 及 *E. coli* 菌液 2ml，于 37℃下振荡培养 12～24h。

（3）制备噬菌体裂解液：将上述培养液 2500r/min 离心 15min，将离心上清液用无菌过滤器过滤除菌，所得滤液经 37℃培养过夜，以做无菌检查。

（4）噬菌体有无试验：上述滤液经无菌检查若无细菌生长，再进一步检验有无噬菌体的存在。

①于牛肉膏蛋白胨琼脂平板上加1滴 *E. coli* 悬液，用无菌玻璃刮棒涂布一薄层。

②待平板上菌液干后，滴加上述滤液数小滴分散于平板上，然后置27℃培养过夜，如在滤液处无细菌生长，便会出现蚕食状的透明噬菌斑，这证明滤液内有 *E. coli* 噬菌体。

③如确证滤液中有噬菌体，可再将滤液接种于同时接有 *E. coli* 的牛肉膏蛋白胨培养液内，如此重复几次，即可使噬菌体增多。

2．噬菌体的纯化 最初分离的单个噬菌斑往往在形态、大小上不一致，需要进一步纯化。

（1）稀释：将含 *E. coli* 噬菌体的滤液，用牛肉膏蛋白胨液体培养基按10倍稀释法稀释成 10^{-1} ~ 10^{-5} 等5个稀释度。

（2）倒底层平板：每个9cm平皿约倒10ml底层琼脂培养基，依次标明 10^{-1} ~ 10^{-5}。

（3）倒上层平板：取5支装有4ml上层琼脂培养基的试管，依次标明 10^{-1} ~ 10^{-5}，熔化后置于60℃左右水浴锅内保温，然后分别向每支试管加入0.1ml *E. coli* 液，并对号加入0.1ml各稀释度的滤液，摇匀，最后对号倒入已凝固的底层琼脂平板中，摇匀。

（4）培养：待上层培养基凝固后，置37℃培养18~24h。

（5）接种和培养：用接种针在选定的单个噬菌斑上刺一下，接入含有 *E. coli* 的牛肉膏蛋白胨液体培养基中，37℃培养18~24h。再以上述方法进行稀释，倒平板进行纯化直至平板上出现的噬菌斑形态、大小一致，则表明已获得纯的 *E. coli* 噬菌体。

3．注意事项

（1）在一系列操作过程中必须无菌操作。

（2）制双层平板时，所用培养基要有较好的透光度，无沉淀物，易于观察噬菌斑。

（3）制双层平板的底层培养基温度不易过高，以减少表面水蒸气。

（4）噬菌体的培养时间不能超过24h。

三、实验结果

绘图表示分离的 *E. coli* 噬菌斑的形态。

•知识链接•

【复习与思考】

1. 在双层平板中，底层培养基的作用是什么？

2. 除了本实验用的平板法观察噬菌斑的存在外，还可用何法证实新分离到的噬菌体滤液存在噬菌体，如何证明？

3. 加 *E. coli* 增殖的污水裂解液为什么要过滤除菌？不过滤的污水会出现什么实验结

果？

4. 某抗生素厂在发酵生产卡那霉素时发现发酵液变稀，菌丝自溶，氨态氮上升，试分析其原因？为什么？

5. 什么因素决定噬菌斑的大小？

（凌庆枝　黄贝贝）

实验九　消毒与灭菌

【实验目的】

1. 熟悉常用的化学消毒剂及其应用。
2. 掌握高压蒸汽灭菌锅的原理及使用方法，了解其他的热力灭菌方法。
3. 了解紫外线杀菌的原理及应用范围。

【实验原理】

消毒和灭菌两个词常被混用，其实它们的含义是有所不同的。消毒是指应用消毒剂等方法杀灭物体表面和内部的病原菌营养体的方法，而灭菌是指用物理和化学方法杀死物体表面和内部的所有微生物，使之呈无菌状态。

消毒和灭菌的方法很多，包括物理法、化学法和生物法，本实验主要介绍物理法和化学法。

物理法包括热力灭菌法、过滤除菌法、辐射灭菌法等方法；化学法包括防腐剂法、化学消毒剂法、化学治疗剂法等。热力灭菌法的主要原理是利用高温使微生物细胞内的蛋白质和酶类发生变性后而失活，从而起到灭菌作用，又包括干热灭菌和湿热灭菌两种方法。

湿热灭菌法中最常用的是高压蒸汽灭菌法。高压蒸汽灭菌法的原理是水的沸点随着压力的增加而提高，利用高压蒸汽产生的高温以及蒸汽的穿透能力来达到灭菌的目的。在常压下，水的沸点是100℃，当水在密闭的高压蒸汽灭菌锅（图9－1）中时，形成的蒸汽

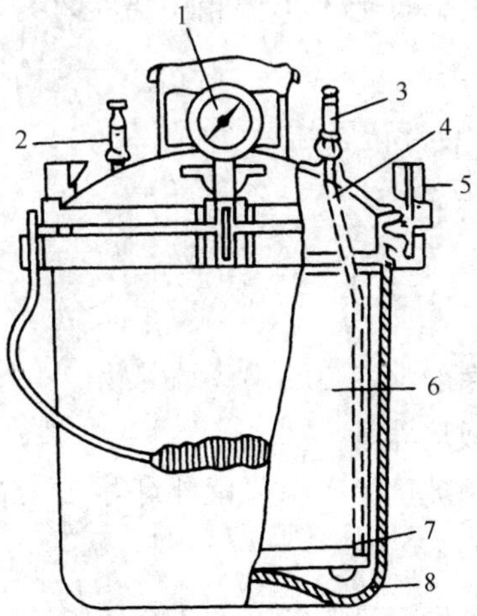

图9－1　手提式高压蒸汽灭菌锅

1. 压力表；2. 安全阀；3. 排气阀；4. 软管；5. 螺栓；6. 套筒；7. 搁架；8. 锅壁

不能溢出，而使压力增加，水的沸点和温度也随之增加，当压力达到103.42kPa时，温度则达到121.3℃，在此温度下维持25~30min，即可杀死一切微生物的营养体及芽孢。

波长在200~300nm之间的紫外线具有杀菌作用，其中260nm的紫外线的杀菌作用最强。其杀菌机制是因为DNA吸收了紫外线而形成胸腺嘧啶二聚体，从而干扰了DNA的复制，导致微生物的死亡。紫外线的穿透力比较弱，一般仅用于物体的表面灭菌。

化学消毒剂主要是影响和破坏细菌细胞的结构和生理功能，从而达到杀菌的目的。

【实验内容】

一、高压蒸汽灭菌法

（一）实验材料

1. 菌种 枯草芽孢杆菌的斜面培养物。

2. 培养基 普通肉汤培养基。

3. 其他 高压蒸汽灭菌锅、电炉等。

（二）实验方法

1. 将枯草芽孢杆菌接种于肉汤培养基中。

2. 往高压蒸汽灭菌锅底层加入适量的水，使水平面与搁架相平，把待灭菌的培养基等物品置于内层的容器内，把盖盖上，以对称的方式同时旋紧相对的两个螺栓，使之严密。

3. 加热，待冷空气完全排尽后关上排气阀，当温度升高到121.3℃时，开始计时，维持此温度25~30min。

4. 灭菌时间到达后，停止加热，让压力自然下降，待压力下降到0时，方可打开排气阀，打开锅盖，取出灭菌物品。

5. 将接种的培养基取出后，置于37℃温箱中培养20~24h，观察结果。

（三）实验结果

观察培养基中有无菌生长，并记录结果。

二、紫外线法

（一）实验材料

1. 菌种 金黄色葡萄球菌的18~20h肉汤培养物。

2. 培养基 普通琼脂平板培养基。

3. 其他 无菌滴管、无菌玻璃涂布棒、紫外灯等。

（二）实验方法

1. 用无菌滴管吸取菌液分别于已制备好的2个琼脂平板培养基表面滴2~3滴，用无菌玻璃三角耙将菌涂布均匀。

2. 把两个平皿同时置于紫外灯下（功率15~30W，距离20cm）照射30min，把其中一个皿盖打开，一个不开盖。

3. 计时结束后加盖，同时置于37℃温箱中倒置培养20～24h，观察结果。

（三）实验结果

观察两个平皿中菌生长的情况，并记录实验现象。

三、干热灭菌法

（一）实验材料

培养皿、接种环、滴管、移液管、牛皮纸、线绳等。

（二）实验方法

1. 用牛皮纸把培养皿、接种环、滴管、移液管分别包扎好，放入电烘箱内，物品摆放不要太挤，以利于空气流通。

2. 加热，使温度到达170℃左右，并保持2h后关掉电源。

3. 待烘箱内温度降到70℃以下时，方可开盖取出灭菌物品。

（三）实验结果

灭好的物品应成无菌状态。

四、化学消毒剂的杀菌作用

（一）实验材料

1. 菌种　金黄色葡萄球菌的18～20h肉汤培养物。

2. 培养基　肉汤培养基。

3. 试剂　0.1%的新洁尔灭溶液（5ml/管）。

4. 其他　0.5ml无菌移液管、无菌接种环等

（二）实验方法

1. 吸取0.1ml金黄色葡萄球菌的肉汤培养物于0.1%的新洁尔灭溶液管中，混匀，并开始计时。

2. 混匀后5min、10min、15min、20min，分别用接种环从上述管中取出一环，接种于肉汤培养基中。

3. 将接好的肉汤培养基置于37℃温箱中培养20～24h，观察结果。

（三）实验结果

观察各个试管中金黄色葡萄球菌的生长情况，并记录实验结果。

•知识链接•

【复习与思考】

1. 高压蒸汽灭菌法的原理是什么？使用高压蒸汽灭菌锅有哪些注意事项？
2. 在干热灭菌过程中，应该注意哪些问题？
3. 干热灭菌和湿热灭菌哪种效果好？各适用于哪些物品？
4. 紫外线杀菌的特点和机制是什么？
5. 为什么紫外线杀菌后要避免可见光的照射？

（韩果红）

实验十　微生物的诱发突变（理化因素的诱变效应）

【实验目的】

1. 观察紫外线和亚硝基胍等理化因素对枯草芽孢杆菌的诱变效应。
2. 掌握微生物诱变的基本方法。

【实验原理】

基因突变泛指细胞内（或病毒颗粒内）遗传物质的分子结构或数量突然发生的可遗传的变化，可自发或诱导产生。自发突变的概率一般很低（10^{-6} ~ 10^{-9}），利用某些物理、化学或生物因素可显著提高基因自发突变的频率。具有诱变效应的因素被称为诱变剂。紫外线（UV）是一种最常用的物理诱变因素。紫外线辐射能引起 DNA 链的断裂、DNA 分子内和分子间的交联等，但最主要的是使双链之间或同一条链上两个相邻的胸腺嘧啶形成二聚体，阻碍正常碱基配对，从而引起突变。可见光照射能激活光解酶，将胸腺嘧啶二聚体解开而使 DNA 恢复正常。因此，为了避免光复活，用紫外线照射处理时以及处理后的操作应在红光下进行，并且将照射处理后的微生物放在暗处培养。

亚硝基胍（*N*－甲基－*N′*－硝基－*N*－亚硝基胍，NTG）是一种烷化剂，主要作用是引起 DNA 链中 GC → AT 的转换。其作用部位又往往在 DNA 的复制叉处，易造成双突变，故有超诱变剂之称。亚硝基胍也是一种致癌因子，在操作中要特别小心，切勿与皮肤直接接触。凡有亚硝基胍的器皿都要用 1 mol/L NaOH 溶液浸泡，使残余亚硝基胍分解破坏。

本实验用产生淀粉酶的枯草芽孢杆菌 BF7658 作为实验菌，根据实验菌诱变后在淀粉培养基上透明圈直径的大小来指示诱变效应。一般来说，透明圈越大，淀粉酶活性越强。

【实验内容】

一、实验材料

1. 菌株和培养基　枯草芽孢杆菌 BF7658，淀粉培养基、LB 液体培养基。

2. 试剂　亚硝基胍、碘液、无菌生理盐水、盛 4.5ml 无菌水的试管。

3. 仪器与物品　1ml 无菌吸管、玻璃涂棒、血细胞计数板、显微镜、紫外线灯（15W）、磁力搅拌器、台式离心机、振荡混合器等。

二、实验方法

（一）紫外线对枯草芽孢杆菌 BF7658 的诱变效应

1. 菌悬液的制备

（1）取培养 48h 生长丰满的枯草芽孢杆菌 BF7658 斜面 4～5 支，用 10ml 左右的无菌生理盐水将菌苔洗下，倒入一支无菌大试管中。将试管在振荡混合器上振荡 30s 以打散菌块。

（2）将上述菌液离心（3000r/min，10min），弃去上清液。用无菌生理盐水将菌体洗涤 2～3 次，制成菌悬液。用显微镜直接计数法计数，调整细胞浓度为 10^8/ml。

2. 平板制作 将淀粉琼脂培养基熔化，倒平板 27 套，凝固后待用。

3. 紫外线照射

（1）预热紫外灯：将紫外线开关打开预热约 20min，使紫外线照射强度稳定。紫外灯功率为 15W，照射距离为 30cm。

（2）加菌液：取直径 6cm 无菌平皿 3 套，分别加入上述调整好细胞浓度的菌悬液 3ml 并放入一根无菌搅拌棒或大头针。

（3）照射：将上述 3 套平皿先后置于磁力搅拌器上，打开磁力搅拌器开关，先照射 1min，再打开皿盖，分别搅拌照射 30s、1min 和 3min。盖上皿盖，关闭紫外灯。照射计时从开盖起至加盖止。操作者应戴上玻璃眼镜，以防紫外线伤眼睛。

4. 稀释菌液

（1）稀释：用 10 倍稀释法把经过照射的菌悬液在无菌水中稀释成 10^{-1}～10^{-6}。

（2）涂布菌液：取 10^{-1}、10^{-5} 和 10^{-6} 三个稀释度涂平板，每个稀释度涂 3 套平板，每套平板加稀释菌液 0.1 ml，用无菌玻璃涂棒均匀地涂满整个平板表面。以同样的操作，取未经紫外线处理的菌液稀释涂平板作为对照。

注意：从紫外线照射材料开始，直到涂布完平板的几个操作步骤都需在红灯下进行。

5. 培养 将上述涂匀的平板，用黑色的布或纸包好，置 37℃ 培养 48h。注意，每个平板背面要事先标明处理时间和稀释度。

6. 计数 将培养好的平板取出进行细菌计数。根据对照平板上活菌数(cfu)，计算出每毫升菌液中的 cfu 数。同样计算出紫外线处理 30s、1 min 和 3min 后的 cfu 数及致死率。

$$存活率（\%）=\frac{处理后每毫升\ cfu\ 数}{对照每毫升\ cfu\ 数}\times 100\%,$$

$$致死率（\%）=\frac{对照每毫升\ cfu\ 数-处理后每毫克\ cfu\ 数}{对照每毫升\ cfu\ 数}\times 100\%。$$

7. 观察诱变效应 选取 cfu 数在 5～6 个左右的处理后涂布的平板观察诱变效应。分别向平板内加碘液数滴，在菌落周围将出现透明圈。分别测量透明圈直径并计算其比值（HC 比值）。与对照平板相比较，说明诱变效应，并选取 HC 比值大的菌落移到试管斜面上培养，保存备用。

（二）亚硝基胍对枯草芽孢杆菌 BF7658 的诱变效应

1. 菌悬液制备 将试验茵斜面菌种挑取一环接种到含 5ml 淀粉培养液的试管中，置 37℃振荡培养过夜。然后取 0.25ml 过夜培养液至另一支含 5ml 淀粉培养液的试管中，置

37℃振荡培养 6 ~ 7h。

2. 平板制作　将淀粉琼脂培养基熔化，倒平板 10 套，凝固后待用。

3. 涂平板　取 0.2ml 上述菌液倒入一套淀粉培养基平板上，用无菌玻璃涂棒将菌液均匀地涂满整个平板表面。

4. 诱变　在上述平板稍靠边的一个位点上放少许亚硝基胍结晶，然后将平板倒置于 37℃恒温箱中培养 24h。放在亚硝基胍的位置周围将出现抑菌圈。（图 10 – 1）

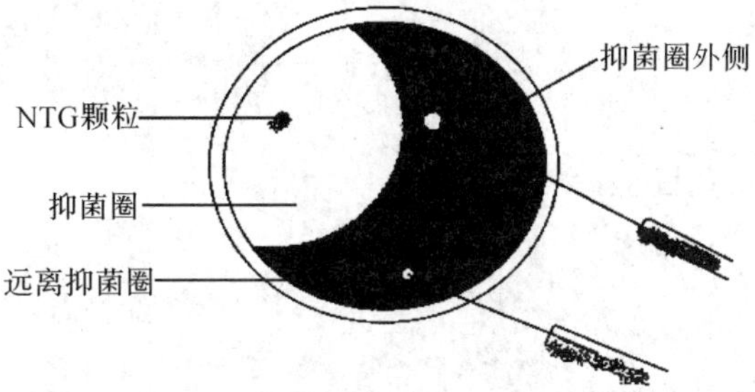

图 10 – 1　亚硝基胍平板诱变

5. 增殖培养　挑取紧靠抑菌围外侧的少许菌苔到盛有 20ml LB 液体培养基的三角瓶中，摇匀，制成处理后菌悬液。同时，挑取远离抑菌圈的少许菌苔到另一盛有 20ml LB 液体培养基的三角瓶中，摇匀，制成对照菌悬液。将上述 2 只三角瓶置于 37℃振荡培养过夜。

6. 涂布平板　分别取上述两种培养过夜的菌悬液 0.1ml 涂布淀粉培养基平板。处理后菌悬液涂布 6 套平板，对照菌悬液涂布 3 套平板。涂布后的平板，置 37℃恒温箱中培养 48h。实际操作中可根据两种菌悬液的浓度适当地用无菌生理盐水稀释。注意，每套平板背面作好标记，以区别经处理的和对照的。

7. 观察诱变效应　分别向 cfu 数在 5 ~ 6 个左右的处理后涂布的平板内加碘液数滴，在菌落周围将出现透明圈。分别测量透明圈直径与菌落直径并计算其比值（HC 比值）。与对照平板相比较，说明诱变效应，并选取 HC 比值大的菌落移接到试管斜面上培养。此斜面可作复筛用。

8. 实验报告

（1）将紫外线诱变结果填入下表。

处理时间 ＼ 平均稀释倍数/皿数	10^{-4}	10^{-5}	10^{-6}	存活率/%	致死率/%
0（对照）					
30s					
1min					
3min					

（2）观察诱变效应并填下表。

HC比值 菌落 诱变剂	1	2	3	4	5	6	……
UV							
NTG							
对照							

·知识链接·

【复习与思考】

1. 紫外线引起诱变作用的机制是什么？为保证诱变效果，在照射中及照射后的操作应注意哪些问题？

2. 在制备供紫外线照射用的菌液时，应控制哪些影响诱变效果的因素？

3. 紫外线和亚硝基胍导致微生物突变的原理有何不同？

4. 据报道，产糖化酶的黑曲酶T101菌株经15d太空“航行”后，其产糖化酶活力比地面对照菌株高出20%~30%，你认为可能的诱变因素是什么？

（凌庆枝　黄贝贝）

实验十一 血清学反应（一）——凝集反应

【实验目的】

1. 掌握玻片凝集反应与试管凝集反应的操作，识别其反应现象及判定结果。
2. 熟悉凝集反应的实验条件及实验原理。
3. 了解凝集反应的实际应用意义。

【实验原理】

颗粒性抗原或细胞性抗原（如细菌、红细胞等）与相应的抗体混合后，彼此发生特异性结合，形成抗原抗体结合物，这些结合物相互凝集成为肉眼可见的凝集物，此反应称为凝集反应。凝集反应中的抗原称为凝集原，抗体称为凝集素。

凝集反应试验方法简易，且有特异性，它可广泛用于传染病的诊断，病原微生物的鉴定及流行病学的血清学调查。

该试验可在玻片上进行，也可在试管内进行。前者方法简便快速，可定性；后者方法复杂，需时较长，但可用于较准确的定量。

玻片凝集试验是将一滴已知抗体的诊断血清与一滴被检的菌液或红细胞悬液，在玻片上混匀，如出现凝集现象则为阳性反应。本试验用于定性，以鉴定细菌或颗粒性抗原。

在做玻片凝集试验时，每一待检菌均须作生理盐水对照，如对照凝集，则表示细菌（粗糙型）发生自凝，试验无效。有些细菌表面常有一层表面抗原，能阻止菌体抗原与诊断血清的凝集，而导致错误的判定，可加热至75℃ 30min除去表面抗原后再作凝集试验。

试管凝集试验是用定量的已知抗原悬液与一系列对倍稀释的被检血清混合，在保温静置后观察结果，以判定被检血清中有无相应抗体及其效价（或滴度）。该试验多用于定量测定某种血清抗体的效价。

在做试管凝集试验时，电解质、温度、酸碱度均可影响试验结果。在判断结果时，应在良好的光源和黑暗的背景下进行。如使用商品试剂诊断时，应严格按照说明书要求进行操作。

【实验内容】

一、玻片凝集试验

（一）实验材料

1. 菌种 伤寒杆菌培养物。

2. 试剂 伤寒杆菌免疫血清、生理盐水。

3．其他 载玻片、蜡笔、接种环、酒精灯等

（二）实验方法

1．取清洁载玻片一片，用蜡笔划分成两个区域，一边作试验，一边作对照。

2．用无菌接种环取生理盐水两环（或用滴管取一滴）置于对照区中心，同法，取伤寒杆菌免疫血清两环置于试验区中心。

3．用灭菌接种环刮取少许伤寒杆菌培养物与对照区的生理盐水混匀，再用灭菌接种环取少许伤寒杆菌培养物与试验区的免疫血清混匀。

4．轻轻地反复倾斜载玻片，注意勿使试验区与对照区两侧的液体相混。

5．室温静置数分钟，观察结果。

（三）实验结果

对照区应无凝集，仅呈均匀混浊的乳白色。如在试验区免疫血清（抗体）与细菌发生特异性结合，出现凝集块，其周围液体澄清，为阳性反应．说明抗原抗体相对应，如与对照相同，为阴性反应。本法是用已知的抗体检测未知的抗原。

二、试管凝集试验

（一）实验材料

1．试剂 伤寒杆菌诊断菌液、伤寒杆菌免疫血清、生理盐水。

2．其他 试管、吸管、吸球、水浴箱等。

（二）实验方法

1．取8支洁净小试管置于试管架上，排成一排，依次标明序号。

2．用5ml吸管吸取生理盐水2ml，每管分别加入0.25ml。

3．用1ml吸管吸取伤寒杆菌免疫血清（1∶10）0.25ml，注入第1管。

4．用同一吸管将第1管内的血清及生理盐水吸吹3次，使其充分混匀后，吸出0.25ml加入第2管，同法混匀，再吸出0.25ml加入第3管。依次连续稀释，直到第7管为止，从第7管吸出0.25ml弃去。第8管不加血清，为生理盐水对照。这样从第1管到第7管的血清稀释倍数（稀释度）分别为1∶20，1∶40，1∶80，1∶160，1∶320，1∶640，1∶1280。

上述稀释方法称为连续倍增稀释法，是免疫学实验中常用的一种稀释法（图11－1）。

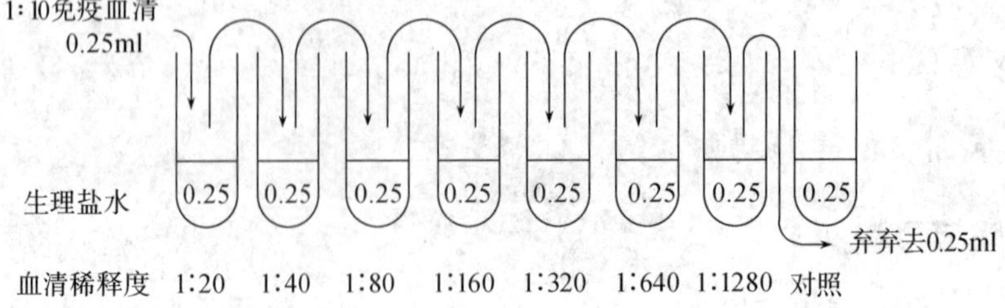

图11－1 血清连续倍增稀释法

5. 用另一吸管吸取伤寒菌液 2ml，从第 8 管至第 1 管，每管分别注入 0.25ml。则含血清管的稀释倍数又递增一倍，即 1∶40～1∶2560。

6. 加完菌液，振摇试管架，使血清与菌液充分混匀，置 37℃ 水浴箱中 4h，初步观察结果，注意有无凝集，然后置冰箱，次日再观察，确定结果，如果凝集，将会出现更清楚的凝集现象。

（三）实验结果

1. 观察结果时，先看对照管，再看各试验管，注意管底是否有凝集现象。如管底出现凝集块，上层液澄清，即为阳性。必要时可将试管倾斜，轻轻转动试管内液体，以观察凝集块的大小及状态。按照凝集的强弱程度，可将凝集结果分为五级：

++++：细菌全部凝集，上层液澄清，管底形成大片凝集物。

+++：细菌大部分凝集，上层液微混，管底凝集物较小。

++：细菌部分凝集，上层液稍混，管底有较多细小凝集物。

+：少量细菌凝集，上层液混浊。

-：无凝集，菌液均匀混浊与对照管相同。

2. 能发生“++”级凝集现象的最高血清稀释度，为该血清的抗体效价（或滴度）。如在 1∶160 和 1∶320 血清管中发生“++”级凝集现象，则抗体效价为 1∶320。

3. 将上述试验结果记录于下表：

试管号	1	2	3	4	5	6	7	盐水对照
生理盐水量，ml								
1∶10 稀释血清量，ml								
菌液量，ml								
血清稀释度								
凝集结果								
抗体效价								

•知识链接•

【复习与思考】

1. 在试管凝集试验中为什么要用生理盐水稀释血清和配制细菌悬液，能否用蒸馏水代替生理盐水？玻片凝集试验中是否含有电解质，电解质的作用是什么？

2. 玻片凝集与试管凝集两种试验方法各有什么用途？

3. 掌握凝集实验的原理。

4. 影响凝集反应的因素有哪些？

（黄贝贝 凌庆枝）

实验十二 血清学反应（二）——沉淀反应

【实验目的】

1. 掌握沉淀反应的实验原理，熟悉操作过程、结果观察与分析。
2. 了解沉淀反应的应用范围及方法评价。

【实验原理】

沉淀反应是指当可溶性抗原（细菌浸出液、外毒素和血清蛋白等）与相应抗体混合（或相遇）时，如果比例适当，在电解质参与下，出现肉眼可见的沉淀物的现象。

参与沉淀反应的抗原称为沉淀原，抗体称沉淀素。沉淀原可以是多糖、蛋白质、类脂等。同凝集原相比较，沉淀原的分子小，单位体积所含的抗原量多，与抗体结合的总面积大。因此在作定量试验时，为了使抗原抗体比例合适，不使抗原过剩，常稀释抗原，并以抗原的稀释度作为沉淀反应的效价（滴度）。

在环状沉淀反应中，将适量高浓度已知抗体的血清加到小试管的底部，再将等量可溶性抗原沿管壁缓慢叠加于抗体血清之上，抗原抗体相互扩散，二者产生特异性结合。当浓度比例适当时，在两液接触的界面形成乳白色的沉淀环为阳性反应。本法多用于检测及鉴别可溶性抗原，如法医鉴定血迹。

双向琼脂扩散试验，是指抗原抗体在含有电解质的琼脂凝胶中各自向四周扩散，当二者发生特异性结合时，如比例适当，该处便可形成抗原与抗体结合的沉淀线，为阳性反应。本试验常用于检测血清中的可溶性抗原及各种免疫球蛋白等。

单向琼脂扩散试验，是用定量的已知抗体（特异性抗血清）与加热熔化的含缓冲液的琼脂混合后，倒板、打孔，在孔中加入待检抗原。如抗原抗体相对应，则在合适条件下，孔周围会形成乳白色的沉淀环。本法特异性高、方法简单，临床常用于检测免疫球蛋白和补体含量。

【实验内容】

一、环状沉淀试验

（一）实验材料

1. 试剂 抗人血清（抗体）、人血清稀释液、牛血清稀释液、生理盐水。

2. 其他 沉淀小试管、毛细管、蜡笔等。

（二）实验方法

1. 取沉淀小试管3支，用蜡笔依次编号。

2. 用一支毛细管按下表吸取抗人血清，加入第 1、2、3 稀释液管中，每管 0.2ml（约为管长的 1/3 ~1/4）。加时注意不能有气泡。

管号	抗体，ml 抗人血清	生理盐水，ml	抗原，ml	
			人血清稀释液	牛血清稀释液
1（试验管）	0.2	—	0.2	—
2（阴性对照）	0.2	—	—	0.2
3（生理盐水对照）	0.2	0.2	—	—

3. 用另二支毛细管分别吸取人血清稀释液及牛血清稀释液各 0.2ml，按上表加于第 1 及第 2 管中。加时应注意使抗原溶液缓缓由管壁流下，轻轻叠加于抗体液面上，形成一明显界面，切勿使之相混，如界面不清应重做。另取一洁净毛细管吸 0.2ml 生理盐水加于第 3 管液面上。

环状沉淀试验所用毛细管一定要洁净，加样时应特别小心，务必使抗原和抗体间显示出清晰的两层，不能产生气泡。

4. 将试管直立，置室温中 20 ~30min，观察界面，有乳白色沉淀环者为阳性。

（三）实验结果

生理盐水、牛血清稀释液与抗人血清的接触面应无白色沉淀环（第 2、3 管）。

在试验管（第 1 管）中，抗原和相应抗体两液的接触面有白色沉淀环者为阳性，否则为阴性。

二、双向琼脂扩散试验

（一）实验材料

1. 试剂　1.2% 生理盐水琼脂、羊抗兔 IgG 血清（抗体）、标准抗原（兔 IgG）、被检血清（兔血清）、生理盐水。

2. 其他　打孔器（直径约 3mm）、滴管、湿盒（有盖方盘内垫湿纱布）等。

（二）实验方法

1. 将熔化后已冷却至约 50℃ 的 1.2% 生理盐水琼脂 3ml，浇注于载玻片上，制成琼脂板（琼脂约 2mm 厚）。制备琼脂板时，应注意玻片放置平整，使琼脂层厚薄均匀。

2. 待琼脂板冷却后，按图 12 -1 所示用直径 3mm 打孔器打孔，吸净孔中琼脂，注意勿损坏孔的边缘。

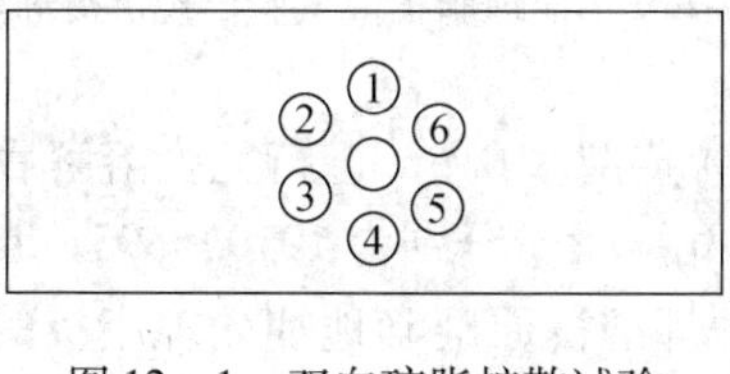

图 12 -1　双向琼脂扩散试验

3. 中心孔加抗体（羊抗兔 IgG 血清），周围孔加抗原，第 1 ~ 4 孔加被检血清，第 5 孔加入标准抗原（兔 IgG）作为阳性对照，第 6 孔加生理盐水，作为阴性对照（图 12 - 1）。注意加样高度应与孔的上缘相平，但不可溢出孔外。

4. 将玻片置湿盒内，于 37℃放置 6 ~ 8h 后，再于室温中放置 18 ~ 24h，观察结果。

（三）实验结果

1. 待检血清孔与中心抗血清孔之间出现白色沉淀线，并与阳性血清对照（第 5 孔）的沉淀线相同者为阳性。

2. 96h 后仍不出现沉淀线，与阴性生理盐水对照（第 6 孔）相同者，为阴性。

三、单向琼脂扩散试验

（一）实验材料

1. 试剂 3% 琼脂（pH 7.2 的磷酸盐缓冲液配制，内含 0.02% 叠氨钠（防腐）、抗血清（羊抗人 IgG 诊断血清，单扩效价 1:80）、标准抗原（标准冻干血清或正常人混合血清）、被检血清（待测抗原）、pH7.2 的 PBS（磷酸盐缓冲液）。

2. 其他 玻璃板（6cm × 10cm）、三角烧瓶、打孔器、吸管、10μl 微量加样器、纸样、有盖方盘、水浴箱等。

（二）实验方法

1. 将盛有 3% 琼脂的三角烧瓶置沸水浴中，待琼脂完全融化后，保温于 56℃水浴中。

2. 用 PBS 将羊抗人 IgG 血清作 1:40 稀释，保温于 56℃水浴中，在抗血清和琼脂均为 56℃时，二者等量混合，仍置 56℃水浴中保温（此时抗血清浓度为 1:80，琼脂的浓度为 1.5%）。

3. 将混合的抗血清和琼脂浇板，制成厚约 2mm 的琼脂板，冷却凝固后，按图 12 - 2 用打孔器打孔。

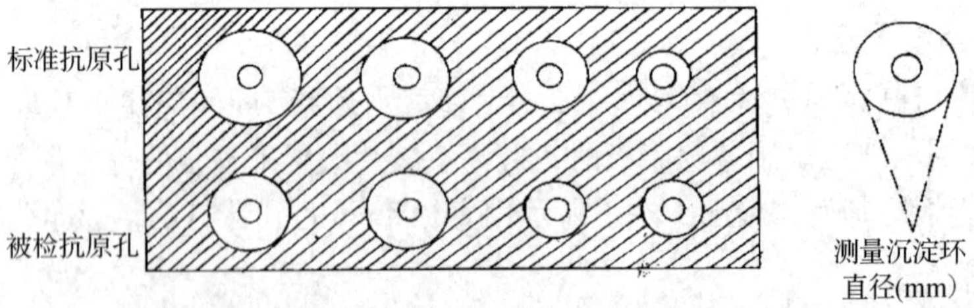

图 12 - 2 单向琼脂扩散试验出现沉淀球示意图

4. 每支干燥标准血清加入蒸馏水 0.5ml，待完全溶解后，用 PBS 稀释成 1:10，1:20，1:40，1:80，1:160，IgG 相应含量分别为 1010，505，252，126，63ng。

5. 用 10μl 各种稀释度的标准抗原准确地加入琼脂板的孔中，一种稀释度加 2 个孔。检测病人标本时，先将被检血清用 PBS 作 1:40 稀释，每份标本加 2 个孔，每孔中加 10μl。

6. 将加样的琼脂板置于湿盒中于37℃温箱中24h后取出，测量沉淀环的直径。

7. 以加有各种稀释度标准抗原孔的沉淀环的直径为纵坐标，相应孔中的IgG含量为横坐标，在半对数坐标纸上绘出标准曲线。

（三）实验结果

根据被检血清标本孔沉淀环的直径，查标准曲线，将查得的IgG含量乘以标本的稀释倍数（40倍），即为血清中IgG的含量（图12-3）。

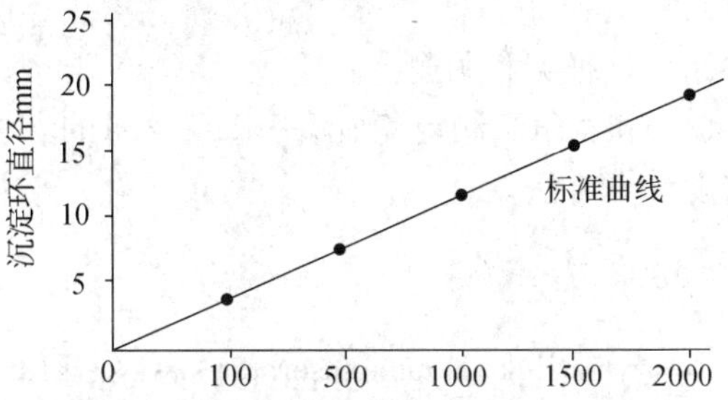

图12-3　标准曲线

•知识链接•

【复习与思考】

1. 沉淀试验有哪些方法，各有什么优缺点？

2. 有某种抗原溶液或抗体血清，不知其含量和纯度，能否用沉淀试验测出？应用何种方法测定？

3. 沉淀试验有何现实意义？

（凌庆枝　黄贝贝）

实验十三 酶联免疫吸附试验

【实验目的】

1. 掌握 ELISA 法的原理、种类和用途。
2. 学习用双抗体夹心法和竞争法测定兔血清中 IgG 含量的方法。
3. 了解 ELISA 的浓度计算方法。

【实验原理】

酶联免疫吸附试验（enzyme-linked immunosorbent assay，ELISA）是一种固相免疫测定技术，先将抗体或抗原包被到某种固相载体表面，与待测样品中的抗原或抗体发生反应，再加入酶标抗体使之与免疫复合物相结合，用洗涤的方法分离抗原-抗体复合物和游离的非结合成分，最后加入酶反应底物，根据底物被酶催化产生的颜色及其吸光度值的大小进行定性或定量分析的方法。根据检测目的和操作步骤不同，有双抗体夹心法、间接法、竞争法三种类型的常用方法。

双抗体夹心法：此法常用于测定抗原。将已知抗体吸附于固相载体，加入待检样本（含相应抗原）与之结合。温育后洗涤，加入酶标抗体和底物进行测定。此法适用于多价大分子抗原的检测，而不能用于测定半抗原等小分子物质。

【实验内容】

一、实验材料

1. 抗体及抗原

（1）包被用抗体：羊抗兔 IgG 抗体。

（2）酶标抗体：辣根过氧化物酶（HRP）标记的羊抗兔 IgG 抗体。

（3）待测抗原：家兔血清。

2. 试剂 包被液（碳酸盐缓冲液）、封闭液（dilution buffer）、稀释液（PBS－B）、洗涤液（PBST）、邻苯二胺（OPD）底物溶液、终止液（2mol/L 硫酸）。

3. 其他 96 孔酶标板、微量加样器、混匀器、37℃培养箱、酶标仪、试管等。

二、实验方法

1. 操作步骤

（1）分别取 20μg/ml 包被液稀释的羊抗兔 IgG 抗体 100μl，于酶标板的个孔中。37℃温育 1h，或置于 4℃冰箱内过夜，包被酶标板。

(2) 取出酶标板，甩去孔内液体。分别加封闭液200μl于酶标板各孔中，室温放置5min后，甩干。如此反复洗涤2次后拍干。再加入封闭液200μl，37℃温育1h，或置于4℃冰箱内过夜，封闭酶标板。

(3) 分别取系列稀释标准品及样品溶液100μl于酶标板中，37℃温育3h。取出后加200μl洗涤液于酶标板各孔中，室温放置5min后甩干，如此反复洗涤4次后拍干。

(4) 分别取经1000倍稀释的辣根过氧化物酶标记的羊抗兔IgG抗体100μl，于酶标板各孔中，轻轻震荡30s，混匀，37℃温育1h。取出后用洗涤液洗涤4次后拍干。

(5) 分别加入新鲜配制的OPD底物溶液100μl，室温反应5～10min。

(6) 分别加入2mol/L硫酸50μl，终止酶促反应，并于490nm处测定其吸光度值。

2. 注意事项

(1) 每次实验需有一个添加底物显色液和终止液的孔作为空白，同时设立阴性和阳性对照。每批试验必须自制标准曲线。

(2) 加样速度必须控制在3min之内。

(3) 洗板时防止孔内气泡阻碍洗液的进入，温育时为防止液体蒸发需要封盖酶标板。

(4) OPD底物溶液应在使用前配制，不宜过早。

(5) 为防止被测样品吸光度值超高，样品应作适当系列稀释，根据标准曲线的范围，选择适当的浓度测定结果进行计算。

三、实验结果

判断阳性或阴性结果，并绘制夹心法标准曲线计算血清中IgG抗体浓度。

•知识链接•

【复习与思考】

1. 为什么双抗体夹心法只适用于多价大分子抗原的检测，而不能用于测定半抗原等小分子物质？

2. 用抗原或抗体包被酶标板后为什么还要对酶标板进行封闭，其意义何在？

3. 产生空白对照样品的吸光度值过高的原因是什么，解决方法有哪些？

（叶丹玲）

实验十四 细菌内毒素检测（鲎试剂法）

【实验目的】

1. 学习用鲎试剂法检测药品中细菌内毒素方法。
2. 掌握鲎试剂法原理，正确判断鲎试剂法的结果。
3. 了解鲎试剂法的优点及局限性。

【实验原理】

鲎试剂法是利用鲎的变形细胞与微量内毒素产生凝集反应的现象，作为判断供试品中细菌内毒素限量是否符合规定的一种方法。它具有比家兔法更简便、快速、灵敏度高、重现性好等优点。本法实质上是一种酶反应，因为鲎血细胞中含有一种高分子量的凝固酶原和一种可凝固蛋白原，前者经内毒素（即热原）激活转化成具有活性的凝固酶，通过酶解作用，使凝固蛋白原转变成凝固蛋白，凝固蛋白又经过交联酶的作用相互聚合形成凝胶。

鲎法大致可分为凝胶法、比浊法、色原基质法和免疫法等。

本法虽具有操作简便、迅速、灵敏度高（比家兔升温法高10倍左右）等优点，但若操作不当，会出现一定数量的假阳性反应，且尚未法定，一般多作预测和筛选试验之用，对革兰阴性杆菌以外的内毒素不敏感。

试验中内毒素的量用内毒素单位（EU）表示。细菌内毒素国家标准品系自大肠埃希菌提取精制而成。用于标定、复核、仲裁鲎试剂灵敏度和标定细菌内毒素工作标准品的效价。细菌内毒素工作标准品系以细菌内毒素国家标准品为基准标定其效价，用于试验中鲎试剂灵敏度复核、干扰试验及设置的各种阳性对照。细菌内毒素工作标准品中每1ng细菌内毒素的效价应不小于2EU，不大于50EU。细菌内毒素检查用水系指与灵敏度为0.03EU/ml或更高灵敏度的鲎试剂在37℃ ±1℃条件下24h不产生凝集反应的灭菌注射用水。

【实验内容】

一、实验材料

1. 供试品：5%葡萄糖注射液。

2. 10mm×75mm试管（250℃干烤30min或180℃干烤2h）。

3. 鲎试剂溶液、内毒素标准品、内毒素检查用水、供试品阳性对照溶液（用被测供试品溶液将细菌内毒素工作标准品制成2.0λ浓度的内毒素溶液）。

4. 水浴箱、37℃恒温器等。

二、实验方法

1. 鲎试剂灵敏度复核试验

（1）取细菌内毒素工作标准品 1 支，按说明溶解稀释成 1→8 等比系列稀释液。

（2）取同一批鲎试剂若干支，分别按标示量加入配带的试剂溶剂制成鲎试剂溶液。取 10mm×75mm 试管若干支，分别加入 0. 1 ml 鲎试剂溶液，加入内毒素稀释液 0. 1 ml ，每一稀释液最少作 2 管，同时作 2 管阴性对照。轻轻振动上述试管混匀内容物，封闭管口，置 37℃ ±1℃水浴中。保温 60min ±2min 观察结果，确定本批鲎试剂灵敏范围，2 管阴性对照不得出现阳性结果。

（3）测定：根据预测得到的灵敏范围，将细菌内毒素工作标准品以 1→2 等比稀释，选择能出现阳性和阴性结果的 4 个连续稀释液，每一稀释液作 4 管，且其最高浓度的 4 管应均为阳性最低溶液的 4 管应均为阴性，同上述操作，记录反应结果，计算标准差（S），X 为 4 组反应终点的数对值，n 为 4 当 $S<0.365$ 时，按下式计算本批鲎试剂灵敏度（λ），当 $S<0.365$ 时测定无效，应检查出现差异原因，并重新测定。

2. 检查法

取装有 0. 1ml 鲎试剂溶液的 10mm×75mm 试管或复核后的 0. 1ml/支规格的鲎试剂原安瓿 5 支，其中 2 支加入 0. 1ml 按最大有效稀释倍数稀释的供试品溶液作为供试品管，1 支加入 0. 1ml 用细菌内毒素检查用水将细菌内毒素工作标准品制成的 2. 0λ 浓度的内毒素溶液作为阳性对照管，1 支加入 0. 1ml 细菌内毒素检查用水作为阴性对照管，1 支加入 0. 1ml 供试品阳性对照溶液作为供试品阳性对照管。将试管中溶液轻轻混匀后，封闭管口，垂直放入 37℃ ±1℃适宜恒温器中，保温 60min ±2min。保温和拿取试管过程应避免受到振动造成假阴性结果。

三、实验结果

将试管从恒温器中轻轻取出，缓缓倒转 180°时，管内凝胶不变形，不从管壁滑脱者为阳性，记录为（+）；凝胶不能保持完整并从管壁滑脱者为阴性，记录为（-）。供试品管 2 支均为（-），应认为符合规定；如 2 支均为（+），应认为不符合规定；如 2 支中 1 支为（+），1 支为（-），按上述方法另取 4 支供试品管复试，4 支中有 1 支为（+），即认为不符合规定。阳性对照管为（-）或供试品阳性对照管为（-）或阴性对照管为（+），试验无效。

•知识链接•

【复习与思考】

1. 做鲎试验检查时，为提高试验的准确性应注意哪些问题？
2. 什么叫鲎试剂灵敏度，为何要做灵敏度复核试验？

（叶丹玲）

实验十五 血浆凝固酶实验

【实验目的】

学习并熟悉血浆凝固酶试验的基本原理和方法。

【实验原理】

血浆凝固酶是一种能使含有枸橼酸钠或肝素等抗凝剂的人或兔血浆发生凝固的酶类物质。多数致病性葡萄球菌产生此酶，而非致病菌一般不产生，故测定凝固酶可作为鉴别葡萄球菌有无致病性的重要依据之一。

凝固酶有二种：一种是分泌至菌体外的，称为游离凝固酶（free coagulase）。其作用类似于凝血酶原物质，可被人或兔血浆中的协同因子（cofactor）激活变为凝血酶样物质后，使液态的纤维蛋白原变成固态的纤维蛋白，从而使血浆凝固。另一种凝固酶结合于菌体表面而不释放出来，称为结合凝固酶（bound coaglase）或凝集因子（clumping factor），不需要血浆协同因子的作用，而是直接作用于纤维蛋白原，使之变成纤维蛋白，将细菌凝聚在一起。

游离凝固酶采用试管法检测，结合凝固酶则以玻片法测试。

【实验内容】

一、实验材料

1. **菌种** 金黄色葡萄球菌及白色葡萄球菌24h的斜面培养物及肉汤培养液各1支。
2. **溶液或试剂** 人或兔血浆，生理盐水，无菌肉汤。
3. **仪器或其他用具** 载玻片，接种环，吸管，滴管，小试管，水浴箱等。

二、实验方法

1. 玻片法

（1）取干净载玻片一块，用滴管取生理盐水于玻片两端各放一小滴。

（2）用接种环取金黄色葡萄球菌菌苔少许轻轻搅匀于玻片左侧的盐水中，同法取白色葡萄球菌搅匀于玻片右侧的盐水中。制成均匀浓厚悬液，并观察细菌有无自凝现象。

（3）在玻片左右两侧菌液中各加兔血浆1滴，轻轻摇匀。

（4）于1min内观察结果，若细菌凝集成颗粒状时为凝固酶阳性。

凝集速度取决于细菌和血浆浓度的比例，若使用稀释的血浆，阳性反应速度减慢，未稀释的血浆和菌的浓度相当时，一般5～6s凝集。

2. 试管法

（1）取干净小试管3支，依次编号，每管加入1∶4的兔血浆0.5ml。

（2）于第1、2管中分别加入金黄色葡萄球菌和白色葡萄球菌菌液0.5 ml，第3管加入0.5 ml的无菌肉汤。轻轻转动（不要摇动）试管混匀。

（3）将各管置37℃水浴中，每隔30min观察一次，于3h内凝固者为阳性。

观察时不要振动或摇动试管。因凝固初期的凝块易破坏，即使继续孵育亦不再形成凝块，从而影响结果观察。

有些金黄色葡萄球菌菌株能产生大量血纤维蛋白溶酶（fibrinoly*sin*）使凝块过早溶解，或在孵育早期出现小凝块，不久便溶解。

应每隔30min观察一次，特别是在孵育的头一个小时。

三、实验结果

1. 将玻片凝固酶试验的结果记录于下表：

	金黄色葡萄球菌+血浆	白色葡萄球菌+血浆
画图表示		
阴性或阳性 以（+）或（-）表示		

2. 将试管凝固酶试验的结果记录于下表：

试管	血浆1∶4/ml	金黄色葡萄球菌肉汤培养液/ml	白色葡萄球菌肉汤培养液/ml	肉汤/ml	结果
1	0.5	0.5	—	—	
2	0.5	—	0.5	—	
3	0.5	—	—	0.5	

•知识链接•

【复习与思考】

1. 如果试验结果与预期的不一致，试分析其原因。
2. 凝固酶有几种？凝血机制是否相同？
3. 凝血酶阴性的葡萄球菌能否引起感染？

4. 此试验中血浆是否要求无菌?
5. 可以用纤维蛋白原代替血浆做此试验吗?
6. 请分析如果用鸡血浆来做此试验，结果会怎样?

（凌庆枝　黄贝贝）

实验十六 常用的生物制品

【实验目的】

1. 掌握生物制品的概念及实际应用。
2. 熟悉生物制品的使用及注意事项。
3. 了解几种常用生物制品的制造程序。

【实验原理】

生物制品是指用微生物本身或其毒素、酶及提取成分，以及人或动物血清或细胞等制成的，用于预防、治疗或诊断疾病的各种制剂。它包括用于防治疾病的人工自动免疫制剂和人工被动免疫制剂。

人工自动免疫制剂主要有菌苗、疫苗（习惯上将菌苗、疫苗统称为疫苗）、类毒素等。疫苗分死疫苗和活疫苗两类。这些制品都富含免疫原性的抗原，接种于机体后，机体可产生特异性免疫力，因此常用于传染病的预防。

人工被动免疫制剂有抗毒素、抗菌血清、抗病毒血清、胎盘球蛋白及丙种球蛋白等，这些制剂内含特异性抗体，输入机体后，可使机体立即发挥免疫作用，但维持时间短，因此主要用于某些疾病的治疗或紧急预防。抗毒素系异种动物血清制备，使用时应注意防止发生变态反应。

生物制品还包括一些影响机体免疫功能的制剂，如转移因子、干扰素、白细胞介素等。用于诊断传染病、检测免疫状态及鉴定病原微生物的生物制品统称为诊断用品。

【实验内容】

一、常用生物制品展示

（一）实验材料

1. 菌苗

（1）活菌苗：卡介苗（BCG）、布氏杆菌、炭疽杆菌、鼠疫杆菌菌苗等。

（2）死菌苗：沙门菌苗、百日咳菌苗、霍乱菌苗、伤寒杆菌与甲、乙型副伤寒杆苗混合制备的三联菌苗等。

2. 疫苗

（1）活疫苗：脊髓灰质炎疫苗（糖丸）、麻疹疫苗、牛痘苗等。

（2）死疫苗：斑疹伤寒、钩端螺旋体及流行性乙型脑炎疫苗等。

3. 类毒素 白喉类毒素、破伤风类毒素及百日咳死菌苗、白喉类毒素和破伤风类毒素混合制备的百、白、破三联疫苗。

4．血液制品

（1）抗毒素：白喉抗毒素、破伤风抗毒素、气性坏疽多价抗毒素。

（2）抗菌血清：鼠疫抗菌血清、炭疽抗菌血清。

（3）人血浆制品：丙种（胎盘）球蛋白。

（4）诊断血清：沙门菌因子血清、志贺菌因子血清、霍乱、炭疽、鼠疫、百日咳、钩端螺旋体、斑疹伤寒、乙脑等诊断血清。

（5）淋巴因子：转移因子、白细胞介素等。

5．诊断抗原　伤寒杆菌（H、O、Vi）、甲、乙、丙型副伤寒杆菌、变形杆菌（OX_k，OX_{19}、OX_2）、布氏杆菌（羊、牛、猪型）、钩端螺旋体（各型）等诊断抗原。

（二）实验方法

1．介绍生物制品的种类、应用原理。

2．认真观察各种生物制品的实物。

（三）实验结果

对展示的各种疫苗（菌苗，疫苗及类毒素）、免疫血清、诊断血清、血液制品等，以肉眼检查容器（如安瓿）有无破裂或渗漏。瓶内有无震摇不散的凝块、絮状物等异物，液体色泽有无异常，标签是否清楚，是否超过有效期。如有上述情况，则将该制品的名称及批号记录于下：

样　品	制品名称	批号	肉眼检查不合格的情况
1			
2			
3			

二、几种常用生物制品的制造过程

（一）菌苗制造过程

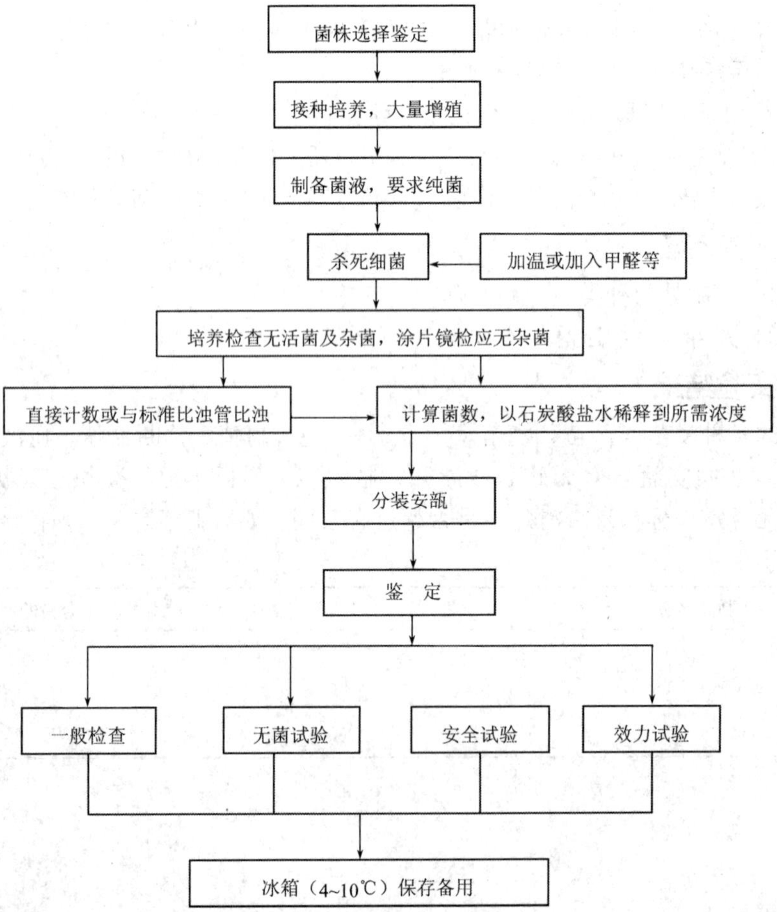

（二）精制吸附破伤风类毒素制造过程

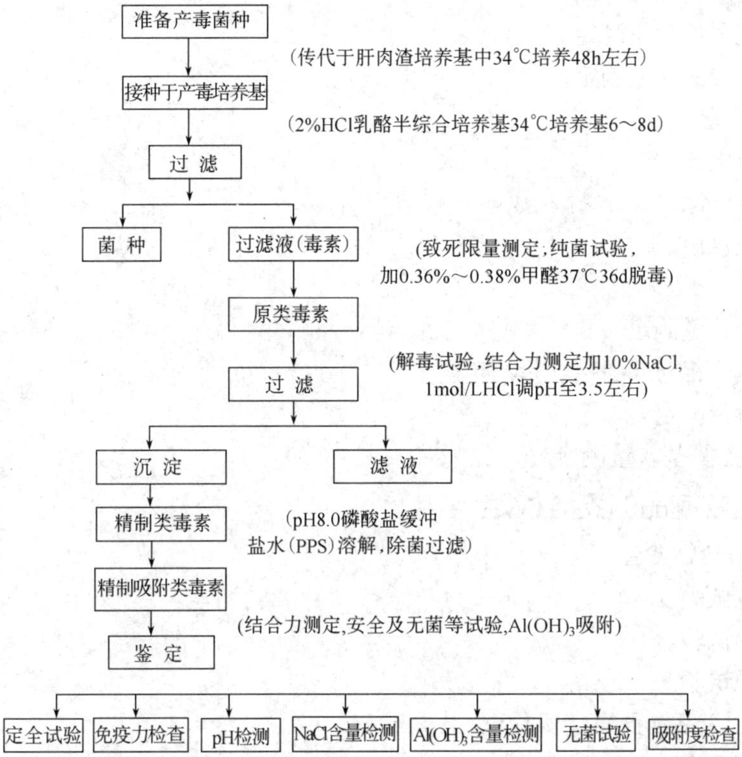

三、生物制品的质量鉴定简介

生物制品检定的依据是《生物制品规格》，它是国家技术法规，规程中每个制品的检定项目、检定方法和质量标准都有明确的规定。生物制品的检定一般分理化检定、安全检定和效力检定三个方面。

（一）生物制品的理化检定

1．物理性状检查

（1）外观：应检查外观透明度、混悬液制品应检查有无异物，冻干品应为白色、淡黄色疏松体，呈海绵状或结晶状。

（2）真空度及溶解时间检查。

2．蛋白质含量测定 类毒素、抗毒素、血液制品、基因工程产品等，需要测定蛋白质含量，以检查其有效成分，计算纯度和比活性。其方法有：

（1）半微量凯氏定氮法。

（2）酚试剂法。

（3）紫外吸收法。

3. 防腐剂含量测定

(1) 苯酚含量测定。

(2) 汞类防腐剂含量测定。

(3) 三氯甲烷含量测定。

(4) 游离甲醛含量测定。

4. 纯度检查

(1) 区带电泳。

(2) 免疫电泳。

(3) 凝胶色谱。

5. 其他

(1) 水分含量测定。

(2) 氢氧化铝与磷酸铝含量测定。

(3) 磷含量测定。

(4) *O*-乙酰基含量测定。

(二) 生物制品的安全检定

1. 一般安全性检查

(1) 安全试验。

(2) 无菌试验。

(3) 热原试验。

2. 杀菌、灭活和脱毒情况检查

(1) 活毒检查。

(2) 解毒试验。

(3) 残余毒力试验。

3. 外源性污染检查

(1) 病毒检查。

(2) 支原体检查。

(3) 乙肝表面抗原和丙肝抗体的检查。

(4) 残留细胞 DNA 检查。

4. 过敏性物质检查

(1) 过敏性试验。

(2) 牛血清含量测定。

(3) 血型物质的检测。

(三) 生物制品的效力检定

1. 动物保护力试验(或称免疫力试验)

(1) 定量免疫定量攻击法。

(2) 变量免疫定量攻击法。

(3) 定量免疫变量攻击法。

2．活疫苗的效力测定

（1）活菌数测定。

（2）活病毒滴度测定。

3．抗毒素和类毒素的单位测定

（1）抗毒素单位（IU）测定。

（2）絮状单位（Lf）测定。

4．血清学试验　检测抗体形成水平。

•知识链接•

【复习与思考】

1．试比较人工自动免疫与人工被动免疫制剂的用途、优缺点及使用注意事项。

2．为什么疫苗及免疫血清要由国家专门机构制造和检定？一般都应通过哪些试验才算是合格的产品？

3．什么叫菌苗、疫苗、抗毒素和类毒素？它们一般保存在什么条件中较为合适？目前我国常用的生物制品有哪些？

（凌庆枝　黄贝贝）

实验十七　药物体外抗菌试验

【实验目的】

熟悉并掌握测定药物体外抗菌作用的几种常见方法。

【实验原理】

药物的抗菌试验是用来检查药物的抗菌作用。其包括体外抗菌试验和体内抗菌试验两种。药物的体外抗菌试验在实验室内进行，方法简便，需时短，用药量少，不需要活的动物，实验条件容易控制，也不受动物体内复杂因素的影响。所以，药物的体外抗菌试验已广泛应用于各种测定。但虽然说体外抗菌试验有以上很多优点，由于有时其结果与动物体内试验结果不完全一致。所以，要将体内试验结果与体外试验结果在一起进行综合判断，才能推荐应用到临床。体外抗菌试验是最常用的抗菌试验，常用的方法一般有两大类：琼脂扩散法和系列稀释法。琼脂扩散法的原理是药物能在琼脂培养基中扩散并在一定浓度范围内抵抗细菌的生长。具体是指将抗菌药物加入至接种试验菌的平板表面，放在培养箱中培养18~24h，抗菌药物在琼脂培养基内内向四周自由扩散，药物在一定的扩散距离内，由于其本身的抗菌作用，试验菌不能生长。根据加入药的方法不同分为滤纸片法、打洞法、挖沟法和管碟法。滤纸片法是琼脂扩散法中最常用的方法。适用于新药的初筛试验即初步判断药物是否有抗菌作用及临床的药敏试验即细菌对药物的敏感性试验，便于临床选择治疗用药作参考。滤纸片法是指用一定直径（6~8mm）的无菌滤纸片，沾取一定浓度的待测药液，将其紧贴在含菌平板上，纸片上含有药液会向四周扩散，并对该试验菌有抑制作用，再经过一定时间培养后，会在滤纸片周围形成不长菌的透明圈，此圈称为抑菌圈（图17-1）。挖沟法一般适用于半流动药物或中药浸煮剂的抗菌试验。管碟法比纸片法精确，因此既可以测定某些药物的抗菌能力还可以测定抗生素的生物效价，主要利用药物在

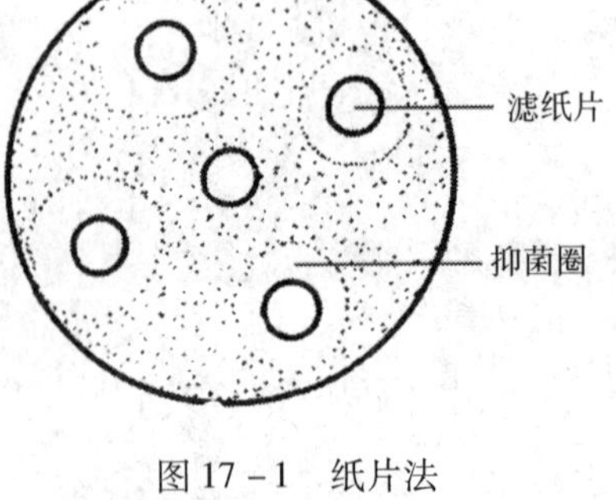

图17-1　纸片法

培养基中的由钢管内向外进行扩散的原理。系列稀释法是将药物稀释成不同的浓度系列，混入培养基内，再加入一定量的试验菌，经培养后观察结果，求得药物的最低抑菌浓度(MIC)。

【实验内容】

一、滤纸片法

（一）实验材料

1．菌种　金黄色葡萄球菌209P，16～18h培养液；大肠埃希菌，16～18h培养液。

2．试剂　0.1%新洁尔灭、0.1%龙胆紫、2.5%碘液、0.9%生理盐水。

3．其他　培养皿，圆滤纸片，镊子，吸管等。

（二）实验方法

1．用吸管分别取金黄色葡萄球菌和大肠埃希菌肉汤培养物4～5滴，滴加到两个已灭菌的空平皿中，每皿加入大约20ml的培养基，制成含菌平板，冷凝备用。

2．用记号笔在含菌平皿底部划十字线，将平板分成了四个区域，在每个区域标注好所要加入的药液的名称。

3．用无菌镊子夹取滤纸片，分别浸入0.1%新洁尔灭、0.1%龙胆紫、2.5%碘液、0.9%生理盐水的待测药液中。

4．将滤纸片分别贴在含菌平板对应的区域，37℃，培养20h。

5．观察滤纸片周围的抑菌圈。滤纸片边缘与抑菌圈边缘的距离在1mm以上者为阳性(+)，即微生物对药物敏感；反之为阴性(－)。将实验结果填入下表。

化学药品	抑菌圈直径（mm）	阴、阳性
0.1%新洁尔灭		
0.1%龙胆紫		
2.5%碘液		
0.9%生理盐水		

二、挖沟法

（一）实验材料

1．菌种　金黄色葡萄球菌209P，大肠埃希菌，铜绿假单胞菌。

2．试剂　半流动药物或中药浸煮剂。

3．其他　培养皿、无菌铲、吸管等。

（二）实验方法

1．用无菌操作法将培养基倒入无菌平皿中，大约20ml，制成无菌平板，冷凝备用。

2．在无菌平板中央用无菌铲挖一条长沟，将长沟内的培养基全部挖出弃去。

3．在长沟的两侧垂直划线接种试验菌。

4. 将半流动药物或中药浸煮剂用无菌吸管加入长沟内，以装满但不流出为止。

5. 将平皿放于37℃培养箱中培养24~48h。

6. 观察结果，通过观察长沟两侧所生长的试验菌离沟的距离可以判断出待测药物对试验菌的抗菌作用强弱。

三、管碟法

（一）实验材料

1. 菌种 金黄色葡萄球菌209P。

2. 试剂 被稀释的青霉素药液、生理盐水。

3. 其他 培养皿、陶土盖、不锈钢小钢管、吸管等。

（二）实验方法

1. 用吸管取金黄色葡萄球菌肉汤培养物4~5滴，滴加到已灭菌的空平皿中，大约加入20ml的培养基，制成含菌平板，冷凝备用。

2. 用记号笔在含菌平皿底部划十字线，将平板分成了4个区域，在每个区域标注好所要加入的药液的名称。

3. 用无菌镊子取4个灭菌小钢管等距离放在培养基事先划分好的4个区域中。

4. 在每个小钢管中加入等量的与之对应的药液，被稀释的青霉素药液或生理盐水。

5. 将平皿盖换成陶土盖，放于37℃培养箱中培养16~18h。

6. 观察结果，只要是具有抗菌作用的药液就会在其作用的有效浓度内形成抑菌圈，那么可根据此抑菌圈的大小来判断药物的抑菌能力。将实验结果填入下表。

化学药品	抑菌圈直径（mm）	抑菌能力
被稀释的青霉素药液		
0.9%生理盐水		

四、系列稀释法

（一）实验材料

1. 菌种 试验菌金黄色葡萄球菌209P 6h肉汤培养物。

2. 试剂 青霉素稀释液、生理盐水。

3. 其他 无菌试管、无菌吸管等。

（二）实验方法

1. 取6支无菌试管，作编号1~6的标记。

2. 用2ml无菌吸管吸取金黄色葡萄球菌肉汤培养液1.8ml加入1管中，其余各管各加1ml。

3. 用1ml无菌吸管吸取青霉素稀释液0.2ml加入1管内通过吸吹三次混匀，混匀后从1管吸取1ml加入到2管，再通过吸吹三次混匀，以此类推，其他管依次稀释，直到5管，混匀后取出1ml弃去，6管为不加青霉素稀释液作为空白对照组。

4．再取一支 1ml 无菌吸管，吸取 1∶1000 的试验菌金黄色葡萄球菌 209P 6h 肉汤培养液的稀释液 0.1ml 加入到那 6 个试管中，从 6 管开始依次向药液浓度高的试管加入。

5．将上述 6 个试管按顺序排列好，放于 37℃培养箱中培养 18～24h。

6．观察结果，空白对照的 6 管因为没有加入青霉素，肯定有菌，液体应该呈混浊。在 1～5 管中，随着青霉素浓度的降低，应该从 1～5 混浊现象越来越明显或前几个管无混浊现象，从某一管开始有混浊现象。那么综上所述，呈现澄清的且青霉素稀释倍数最高的那个试管的浓度就应该是青霉素对该试验菌的最低抑菌浓度。

•知识链接•

【复习与思考】

1．体外抗菌实验的主要方法有哪些？

2．琼脂扩散法有哪些？

3．用系列稀释法测定药物的最低抑菌浓度时，需要注意些什么？

（杨冬雪）

实验十八 抗生素效价测定

【实验目的】

1. 了解微生物学法测定抗生素效价的基本原理。
2. 熟悉管碟法（二剂量法）的基本操作。

【实验原理】

抗生素的效价是衡量抗生素中有效成分的效力的相对标准。抗生素的单位（U）是衡量抗生素中有效成分的效力的具体尺度。抗生素的效价测定方法主要有物理方法、化学方法和微生物学法三大类，常采用微生物学的方法进行测定。抗生素效价的微生物学测定法是指利用抗生素对某种微生物具有抗菌性能的特点来测定抗生素含量的方法。该法能直接反应抗生素的医疗价值，具有较高的灵敏度，所以是各国药典收载的测定抗生素效价的经典方法。

抗生素效价的微生物测定法又包括管碟法和浊度法两种方法，管碟法是国际通用的测定抗生素效价的方法。管碟法中又包括一剂量法、二剂量法、三剂量法。管碟法的基本原理是根据抗生素在琼脂平板培养基中的扩散渗透作用，比较标准品和供试品的抑菌圈大小来测定供试品的效价。抑菌圈面积（直径）的大小与抗生素的浓度有关，比较抑菌圈的大小，则可以计算出供试品的效价。

管碟法中最常用的是二剂量法。把已知效价的标准品和未知效价的供试品进行同样倍数的稀释，分别取高、低两种浓度的稀释液加入含有高度敏感菌的平板培养基表面的牛津杯中，培养后，在抗生素扩散的有效范围内产生透明的无菌生长的区域，即抑菌圈。分别测定标准品与供试品的抑菌圈大小，代入效价计算公式，即可计算出供试品的效价。

【实验内容】

一、实验材料

1. 菌株 金黄色葡萄球菌［CMCC（B）26003］。

2. 培养皿 直径90mm，深20mm。要求皿底平坦。

3. 培养基 普通琼脂培养基、普通肉汤培养基。

4. 抗生素 青霉素标准品、青霉素供试品。

5. 仪器与用品 恒温培养箱、电热干燥箱、冰箱、分析天平、游标卡尺。

6. 其他 牛津杯、无菌滴管、镊子、无菌移液管（1ml）、无菌大口移液管（5ml、20ml）、陶瓦盖、滴管、乳胶帽、酒精灯等。

二、实验方法

1. 标准品与供试品溶液的配制

（1）pH6.0 磷酸盐缓冲液的配制：精确称取 $K_2HPO_4$2.0g、$KH_2PO_4$8.0g 于 1000ml 的容量瓶中，加少量蒸馏水使溶解，补加蒸馏水至刻度。121℃灭菌 30min，备用。

（2）标准品溶液的配制：精密称取青霉素标准品 50mg，用 pH6.0 的磷酸盐缓冲液配制成 1000U/ml 的溶液，置于冰箱中备用。

试验当日，取上述 1000U/ml 的溶液，用缓冲液稀释成 2 U/ml 和 0.5U/ml 的高、低两种浓度的标准品溶液（其他抗生素的配制方法参见《中国药典》2005 年版二部附录Ⅺ A）。

青霉素供试品用同样的方法配制成高、低两种浓度的溶液。

2. 金黄色葡萄球菌菌悬液的制备 取金黄色葡萄球菌［CMCC（B）26003］接种于新鲜营养琼脂斜面上，35～37℃培养 20～22h，临用时，用无菌水或 0.9% 的无菌氯化钠溶液将菌苔洗下，备用。

3. 含菌平板的制备

（1）用无菌大口移液管吸取 20ml 已熔化的普通营养琼脂培养基置于无菌平皿中，放置在水平台上待凝，作为底层。

（2）用 1ml 无菌移液管吸取规定量的金黄色葡萄球菌菌悬液（能得到清晰的抑菌圈。二剂量法标准品溶液的高浓度所致的抑菌圈直径在 18～22mm），加入到 48～50℃保温的培养基中，摇匀后用无菌大口移液管吸取 5.0ml 加至已凝固的底层培养基上，立即摊布均匀，制成薄层含菌平板。

照上述方法制备的含菌平板不得少于 4 个。

4. 效价测定方法

（1）待平板完全凝固后，按图 18－1 中分成 4 个区域，并做好标记。在每一个区域放置一个牛津杯（要放在各区的中间），放好后用小镊子轻按牛津杯，使其与培养基紧密接触，但不要用力过猛，以免穿破培养基。

（2）分别用无菌滴管把 4 个浓度的药液加到相应的牛津杯中，不要使药液溢出杯外，

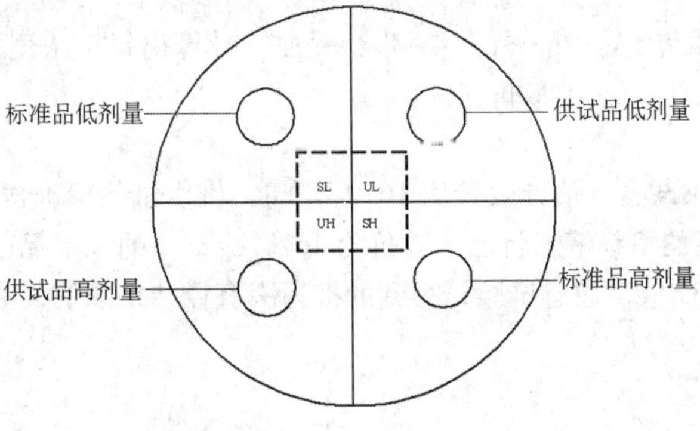

图 18－1 二剂量法测抗生素的效价

并且4个杯中的药液的量要一致。

（3）换上陶瓦盖，放在35～37℃温箱中培养14～16h。用游标卡尺精确测量抑菌圈的直径并记录数据（表18－1）。

表18－1 抗生素抑菌圈直径

培养皿号	不同浓度的抑菌圈直径（mm）			
	UH	*UL*	*SH*	*SL*
1				
2				
3				
4				
平均值				

（4）效价的计算。二剂量法也称为平行线法、四点定线法。该法计算的统计基础是根据抗生素的浓度的对数值与抑菌圈直径成直线函数关系，且标准品与供试品性质相同。当浓度不同时，标准品、供试品的直线原则上相互平行，因而根据二直线间的差数推导出下列公式：

$$\lg\theta = \frac{V}{W} \cdot \lg K = \frac{(UH + UL) - (SH + SL)}{(SH + UH) - (SL + UL)} \cdot \lg \frac{H}{L} \quad (18-1)$$

$$Pu = \theta \cdot Ps \quad (18-2)$$

式中，*SH* 为标准品的高浓度稀释液的抑菌圈直径；

SL 为标准品的低浓度稀释液的抑菌圈直径；

UH 为供试品的高浓度稀释液的抑菌圈直径；

UL 为供试品的低浓度稀释液的抑菌圈直径；

θ 为相对效价（供试品效价与标准品效价之比）；

Ps 为标准品的效价；

Pu 为供试品的效价。

三、实验结果

为了减少实验误差，一般平行做4～8个平皿，计算出每个浓度的平均直径，代入上述计算公式，计算出供试品的效价。

计算实例：

设有一青霉素供试品，估计效价为1670 U/ml，将供试品稀释成2 U/ml和0.5 U/ml（估计值）两种浓度的稀释液。将已知效价为1670 U/ml 1的标准品配制成2 U/ml和0.5 U/ml两种浓度的工作液，通过试验，得到的抑菌圈直径结果如下（表18－2）：

表 18－2　青霉素抑菌圈直径

培养皿号	不同浓度的抑菌圈直径（mm）			
	UH	*UL*	*SH*	*SL*
1	24.0	18.0	24.5	18.0
2	24.0	18.5	24.0	18.0
3	24.0	18.0	24.5	18.5
4	24.5	18.0	24.0	18.0
平均值	24.1	18.1	24.2	18.1

将上表中各数值代入计算式（18－1）、（18－2）计算：

$$\lg\theta = \frac{(24.1+18.1)-(24.2+18.1)}{(24.2+24.1)-(18.1+18.1)} \times \lg\frac{4}{1} = \frac{-0.1}{12.1} \times \lg 4 = -0.0050$$

$$\theta = 0.989$$

$$Pu = \theta \cdot Ps = 0.989 \times 1670 = 1651.63\text{U/ml}$$

•知识链接•

【复习与思考】

1. 抗生素效价测定中的影响因素有哪些?
2. 影响抑菌圈大小和清晰度的因素有哪些?
3. 制备混菌平板时底层培养基的作用是什么?
4. 现有一链霉素样品（注射剂），怎样测定其效价?

（韩果红）

实验十九 无菌制剂的无菌检验

【实验目的】

1. 掌握常用注射剂的无菌检验及其结果判断与分析。
2. 熟悉不同类型的药物应采取的微生物学检查方法。
3. 了解无菌制剂进行无菌检验的几种常用培养基。

【实验原理】

无菌制剂（包括注射剂）都应按《中国药典》规定经过严格的无菌检验，证明为绝对无菌 状态才算合格。有关无菌检验的方法在《中国药典》中有明确规定，应严格执行。检验方法一般是抽取一定数量的灭菌制剂，按照装量取定量的样品，用严格的无菌操作技术分别接种于需氧菌培养基、厌氧菌培养基、真菌培养基中培养，观察有无细菌或真菌（主要为霉菌）生长，以判断被检样品是否无菌、合格。

【实验内容】

一、实验材料

1. 菌种 藤黄八叠球菌 CMCC（B）28001（需氧菌对照）、生孢梭菌 CMCC（B）6494①（厌氧菌对照）、白色念珠菌（真菌对照）。

2. 培养基 需氧菌培养基（肉汤培养基）、厌氧菌培养基（疱肉培养基）、真菌培养基（沙氏培养基）。

3. 待检药品 待测注射剂。

4. 其他 无菌吸管、滴管、注射器、针头、小砂轮、碘酒、酒精棉球等。

二、实验方法

1. 任意抽取供试品（待检制剂）2 支（按需要可增加抽样量），用砂轮在安瓿颈部划一环行线。

2. 用碘酒、酒精消毒安瓿颈部，待干后将颈部打开。

3. 用无菌注射器按规定量（表 19－1）吸取供试品液，分别接种于不同种类的培养基管中（各 2 支），混匀，注意严格无菌操作。

4. 用 3 支无菌吸管分别取上述三种阳性对照菌菌液各 1ml，分别接种于需氧、厌氧、真菌培养基中，作为阳性对照。

表 19－1　液体或混悬药物无菌检验时取量及培养基用量

药量类型，ml	每支取量，ml	培养基用量
2 以下	0.5	15
2～20	1.0	15
20 以上	5.0	40

5. 将上述试验管和对照管按药典规定的温度及时间进行培养（表 19－2）。

表 19－2　无菌检查用培养基类型、数量、培养温度及培养时间

培养基类型	培养温度（℃）	培养时间（d）	培养基数量（支）	
			测试管	对照管
需氧培养基	30～37	5	2	2
厌氧培养基	30～37	5	2	2
真菌培养基	20～28	7	2	2

三、实验结果

1. 经上述时间培养后，取出各管观察结果，先看对照管，再看试验管。

2. 对照管在一般情况下，需氧菌在培养 24h 后可生长，厌氧菌 3～5d 可生长，真菌 5～7d 即有生长，各管变混浊，应涂片，染色、镜检证实。

3. 各试验管中，需氧、厌氧及真菌培养基各管均澄清，或虽有混浊，但证实无菌，判为“供试品合格”；需氧、厌氧及真菌培养其中任何一管混浊，并证实有菌，应重新取样，按上述方法复试，复试时被检药物及培养基量均需加倍。若复试后仍有相同菌生长，可确认该被检注射剂为无菌检验不合格．若复试中有不同的细菌或真菌生长，应再做一次检验，若仍有菌生长，即可判断该批注射剂为无菌检验不合格。

•知识链接•

【复习与思考】

1. 哪些药品制剂需作无菌检验，怎样正确判断实验结果？

2. 油剂、抗菌类药物应怎样进行无菌检验？试举例说明。

3. 在实验中，为何要设阳性对照，若阳性对照出现阴性结果应如何处理？其原因何在？

（黄贝贝　凌庆枝）

实验二十 口服药物的微生物学检验

【实验目的】

1. 掌握检查药品细菌总数和霉菌总数的测定方法。
2. 了解细菌总数与霉菌总数检测的原理。
3. 熟悉检测药品细菌总数与霉菌总数的实际意义。

【实验原理】

我国现行药品染菌数量检验分细菌总数及霉菌总数两部分，细菌总数、霉菌总数是检测药品染菌量的重要指标，也是对药物卫生学总评价的一个依据。

细菌总数的测定是以无菌操作方法，用灭菌吸管吸取1ml（或1g）充分混匀的药品（即供试品），注入无菌平板内，倾注已熔化并冷却到45℃左右的营养琼脂，并立即旋摇平板，使药品与培养基充分混匀。每种供试品应倾注两个平皿，同时用另一平皿只倾注培养基作为空白对照。待琼脂冷却凝固后，翻转平板，使底面向上，置37℃培养48h，进行菌落计数。计算平板上的菌落数（每个菌落代表一个原始菌），以菌落数目的多少判断被检药物被细菌污染的程度，这是对该药物卫生学总评价的一个依据。

霉菌总数测定是检查每克或每毫升被检药品中所污染的活的霉菌和酵母菌数量，以判断该药物被霉菌污染的程度。由于霉菌通常呈扩散生长，且平板计数较为困难，因此，本实验使用虎红琼脂培养基，以克服这一现象。

【实验内容】

一、细菌总数的测定

（一）实验材料

1. 培养基 0.001%TTC（氯化三苯基四氮唑）肉汤琼脂培养基。

2. 试剂 待检药品（供试品）、装有50ml的无菌生理盐水的三角烧瓶、装有9ml的无菌生理盐水的试管。

3. 其他 无菌平皿、1ml的无菌吸管、无菌乳钵、酒精灯等。

（二）实验方法

1. 于无菌条件下，取待检药品5g（或液体5ml），置无菌乳钵中，取50ml的三角烧瓶中的少量无菌生理盐水，充分研碎，然后将剩余生理盐水加入并研匀，使成1∶10均匀供试液。

2. 用1ml的无菌吸管，吸取1:10供试液1ml，加到含9ml无菌盐水的试管中，制成1:100的稀释液。取1ml制成1:1000稀释液，某些剂型可制成1:10^4~1:10^5稀释液（注意每稀释一次应更换一支吸管）。

3. 待稀释结束后，按序分别吸取各稀释度的液体1ml注入无菌平皿中，每个稀释度接种2~3个平皿（亦可在上述10倍系列稀释时，随即吸取每种稀释液注入平皿中）。根据待检药品的污染程度，选择2~3个稀释度进行测定。

4. 各平皿加入供试液后，随即用熔化并冷却至45~50℃的15ml无菌TTC琼脂倾入平皿，立即转动平皿，使供试液与琼脂混匀，静置、待凝固。

5. 琼脂凝固后，翻转平板，置37℃恒温箱培养48h。

6. 计算每一平板中生长的菌落数，一般选择菌落数为200~300之间的平板计算为宜。再将菌落数分别乘以稀释倍数，取其平均值，即可得每克或每毫升供试品中的细菌总数。

（三）实验结果

实验结果可按下表记录：

药物	不同稀释度菌落数				菌数/g或ml
	1:10	1:100	1:1000	1:10000	

细菌总数如果在限量之内则供试品合格；如超过限量则不合格。

二、霉菌总数的测定

（一）实验材料

1. 培养基 虎红琼脂培养基。

2. 试剂 待检药品、装有50ml无菌生理盐水的三角烧瓶、装有9ml无菌生理盐水的试管。

3. 其他 无菌平皿、1ml无菌吸管、无菌乳钵、酒精灯等。

（二）实验方法

1. 供试液按测定细菌总数的方法进行制备。

2. 取供试液1:10、1:100和1:1000的稀释液各1ml分别注入无菌平皿，每个稀释度接种2~3个平皿。

3. 及时将熔化并冷却至45~50℃的15ml虎红琼脂培养基倾入平皿，立即转动平皿，使之充分混合均匀。

4. 待琼脂凝固后，翻转平板，置25~28℃，培养72h。

5. 计算每个平板内生长的霉菌菌落数，在计算时，应选带有菌丝体的菌落和酵母菌菌落进行计数。

（三）实验结果

应选取清楚可数、菌落数平均在5～50的平皿计数，菌落数乘以稀释度，为供试品的霉菌总数。若两个不同稀释度的平皿的菌落数皆在5～50个以内，或三个稀释度皆不在此范围内时，应参照细菌总数测定的规则报告。

霉菌总数测定实验结果填入下表：

药物	不同稀释度菌落数				菌数/g 或 ml
	1:10	1:100	1:1000	1:10000	

•知识链接•

【复习与思考】

1. 为什么要测定药品中的细菌总数？在此实验过程中，应注意哪些方面？

2. 为什么要对药品进行霉菌（包括酵母菌）数检查？怎样使霉菌（包括酵母菌）数测定的结果更准确？

3. 细菌总数检查与霉菌总数检查有何区别？

（黄贝贝　凌庆枝）

实验二十一　药品中大肠埃希菌的检验

【实验目的】

1. 熟悉大肠埃希菌的检验原理。
2. 熟悉大肠埃希菌检验的基本操作。

【实验原理】

大肠埃希菌是肠杆菌科埃希菌属细菌，是人和恒温动物肠道内的常住菌，随粪便排出体外，可以直接或者间接污染药品及药品生产的各个环节。凡是药物中查出大肠埃希菌的，表明该药品已经被粪便污染。患者服用后，有被粪便中可能存在的其他肠道致病菌和寄生虫卵等病原体感染的危险。因此，大肠埃希菌被列为药品是否被污染的重要卫生指标菌，是非规定灭菌药物的常规必检项目。

大肠埃希菌的检验程序如下：

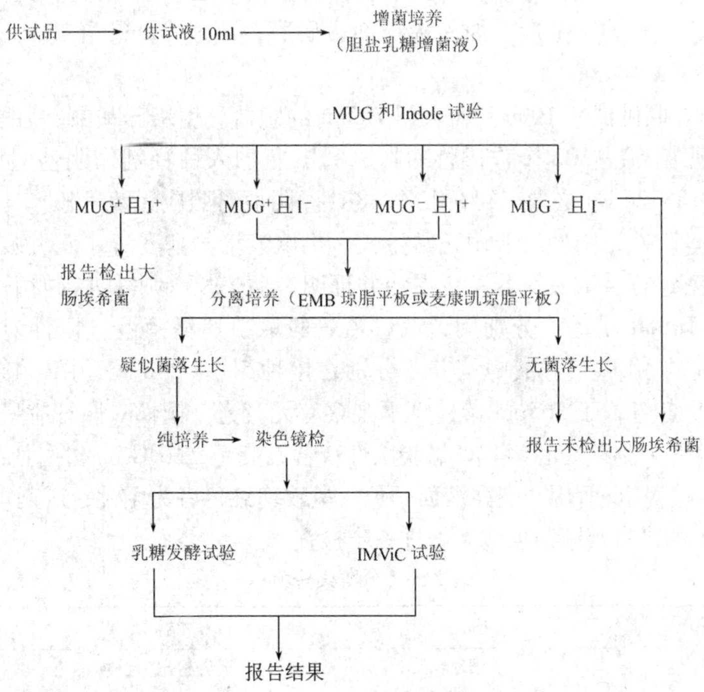

【实验内容】

一、实验材料

1. 供试品 待检药品。

2. 培养基 胆盐乳糖（BL）增菌液、曙红亚甲蓝琼脂（EMB）培养基、麦康凯琼脂（MUG）培养基、乳糖发酵管、蛋白胨水、磷酸盐葡萄糖蛋白胨水枸橼酸盐琼脂。

3. 试剂 柯氏试剂、40%氢氧化钾溶液、6% α－萘酚酒精溶液。

4. 其他 试管、杜氏小管等。

二、实验方法

1. 供试品的制备

（1）固体样品：称取10g，加在100ml稀释剂（生理盐水或磷酸盐缓冲液）中，经充分研磨或振摇制成供试液。

（2）液体样品：量取10ml加在90ml稀释剂中，混匀后制成供试品。

（3）含有防腐剂或者抑菌成分且影响检验的供试品，可以用微孔滤膜过滤后及其他适宜的方法处理后，再进行检验。

（4）脂溶性药物如乳膏、软膏等，可以称取样品5g，放在乳钵中，加8ml灭菌的吐温－80充分研磨后，加入140℃干热灭菌30min的西黄蓍胶2.5g研匀，再加入少量45℃的稀释剂充分研磨使均匀。随后边加入稀释剂边研磨，制成100ml乳剂，即成1∶20的供试液。

2. 增菌培养 取供试液10ml，加入到100ml的胆盐乳糖培养基中，另取2瓶培养基，其中1瓶加入对照菌50～100个作阳性对照，另1瓶加入稀释剂作阴性对照。同时置于37℃温箱中培养18～24h（必要时可延长至48h）。阴性对照应无菌生长。

当阴性对照呈阴性，阳性对照菌正常生长，供试液培养基澄清并证明无菌生长，判为未检出大肠埃希菌；若供试液培养基变混浊并证明有菌生长。则需进行如下检查。

3. MUG和Indole试验 分别用无菌移液管吸取上述增菌液（阳性对照和供试液）0.2ml接种至5ml的MUG培养液中培养，分别在接种5h和24h时，用未接种的MUG培养基管作对照，将各管置于365nm紫外灯下观察有无荧光。阳性对照管应呈现荧光。

若供试液的MUG管有荧光，MUG试验阳性；若无荧光，MUG试验阴性。然后滴加4～5滴柯氏试剂于上述MUG管内，观察液面颜色，呈玫瑰红色者为阳性，试剂本色者为阴性。供试液按表21－1的进行判断结果或者做进一步检查。

表21－1 结果分析

MUG	Indole	结果
阳性	阳性	报告检出大肠埃希菌
阴性	阴性	报告未检出大肠埃希菌
阳性	阴性	需要进一步检查
阴性	阳性	需要进一步检查

4. 分离培养　分别将阳性对照和供试液增菌液以划线法接种于 EMB 或者 MUG 平板培养基上，置于37℃温箱中培养 18 ~24h。观察菌落生长情况。

当阳性对照的平板呈典型的菌落形态，供试液的平板无菌落生长或生长的菌落与表21－2中的菌落形态特征不符，判供试品未检出大肠埃希菌。若供试液的平板生长的菌落与表21－2中的菌落形态特征相符或疑似，则应进行纯培养后进一步做生化反应试验。

表21－2　大肠埃希菌菌落形态特征

培养基	菌　落　形　态
EMB	呈深紫黑色、浅紫色、蓝紫色或粉红色，菌落中心呈深紫色或无明显暗色中心，圆形，稍突起，边缘整齐，表面光滑，常有金属光泽
MUG	呈鲜桃红色或微红色，菌落中心呈深桃红色，圆形，扁平，边缘整齐，表面光滑，湿润

5. 纯培养　用接种环挑取2个或2个以上疑似菌落，接种于普通琼脂斜面培养基上，置于37℃温箱中培养18 ~24h。

6. 染色镜检　大肠埃希菌是革兰阴性无芽孢短杆菌。

7. 生化反应

（1）乳糖发酵试验：大肠埃希菌可以发酵乳糖并产酸产气。

（2）IMViC 试验：大肠埃希菌的试验结果应为 ＋ ＋ － － 或者 － ＋ － － 。

8. 对照试验

（1）阴性对照试验：检验无菌操作的可靠性。取稀释剂 1ml 于增菌液中，按上述同样步骤操作，不得长菌。

（2）阳性对照试验：检验供试品对大肠埃希菌的生长有无干扰作用以及检查培养条件是否适宜。在供试液中加入一定量的大肠埃希菌标准菌株，做平行试验，应有菌生长。

三、实验结果

完全符合下述结果时，判定为检出大肠埃希菌。

（1）染色镜检为革兰阴性无芽孢短杆菌。

（2）乳糖发酵产酸产气。

（3）IMViC 试验结果是＋ ＋ － － 或者 － ＋ － － 。

•知识链接•

【复习与思考】

1. 为什么要做阳性对照与阴性对照试验？当阳性对照试验结果是阴性时怎么办？
2. 大肠埃希菌在 EMB 平板培养基上生长时形成的典型菌落的特征有哪些？
3. 为什么把大肠埃希菌作为水、食品、药品等的卫生学指标菌？

（韩果红）

实验二十二　药品中金黄色葡萄球菌的检验

【实验目的】

1. 熟悉药品中金黄色葡萄球菌的检验原理。
2. 熟悉检验金黄色葡萄球菌的基本程序和方法。

【实验原理】

金黄色葡萄球菌是一种常见的病原性革兰阳性球菌。该菌能引起人体化脓性感染，严重时可导致败血症。某些菌株还能产生耐热性肠毒素，可引起急性胃肠炎。由于其在自然界分布较广，易污染药品及食品，因此，国家药品卫生标准规定外用药和滴眼剂中不得检出金黄色葡萄球菌。

金黄色葡萄球菌检验程序如下：

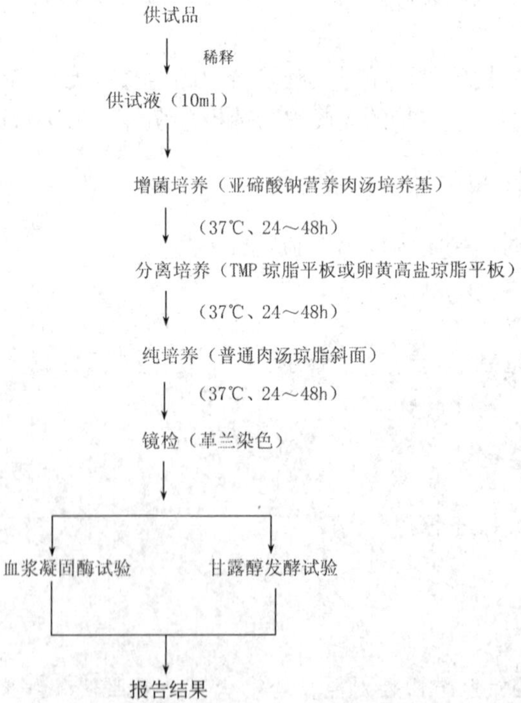

TMP 琼脂培养基是分离鉴定金黄色葡萄球菌的常用培养基。T（tellurite）代表亚碲盐酸，可抑制革兰试阴性菌的生长，使生长出的金黄色葡萄球菌落呈黑色。M（mannitol）

代表甘露醇，金黄色葡萄球菌可分解甘露醇产酸。P（phenol red）为酚红指示剂，如果细菌分解甘露醇产酸，在酚红存在下，菌落周围呈黄色。卵黄高盐琼脂培养基也是分离金黄色葡萄球菌的一种培养基，其分离原理是在培养基中加入4%的氯化钠，可抑制不耐盐细菌生长，而金黄色葡萄球菌耐受高盐仍能生长，并可分解卵磷脂，在菌落周围产生乳浊圈。在血琼脂平板中，金黄色葡萄球菌可产生溶血毒素使菌落周围形成透明溶血环。血浆凝固酶试验是鉴定葡萄球菌有无致病性的一个重要试验，致病性葡萄球菌产生血浆凝固酶使血浆凝固。

【实验内容】

一、实验材料

1. 供试品　待检药品的1∶10稀释液。

2. 菌种　金黄色葡萄球菌（对照）。

3. 培养基　亚碲酸钠营养肉汤培养基、TMP高盐琼脂、卵黄高盐琼脂、血平板、甘露醇发酵管、营养琼脂斜面等培养基。

4. 试剂　稀释剂、生理盐水。

5. 其他　试管、载玻片、吸管等。

二、实验方法

1. 增菌培养　取1∶10供试液10ml，接种于亚碲酸钠肉汤或亚碲酸钠北沙参胨水中，置37℃培养24～48h。

2. 分离培养　取摇匀后的增菌液1～2环，在TMP琼脂平板或在卵黄高盐琼脂平板、血琼脂平板上划线分离，置37℃培养24～48h。

3. 纯培养　在分离培养平板上挑取疑似金黄色葡萄球菌的菌落接种于营养琼脂斜面培养基上，置37℃培养24～48h。

4. 染色镜检　取纯培养物菌苔，做革兰染色，如为革兰阳性、不规则葡萄状排列的球菌者，做甘露醇发酵及血浆凝固酶试验。

5. 甘露醇发酵试验　取上述纯培养物，接种于甘露醇发酵管中，置37℃培养18～24h。金黄色葡萄球菌发酵甘露醇产酸使培养基变成黄色（溴麝香草酚蓝在酸性条件下呈黄色）。

6. 血浆凝固酶试验

（1）玻片法：取一清洁干燥载玻片，在两边分别滴加生理盐水和血浆各一滴，用接种环取待检菌分别在生理盐水和血浆滴中充分研磨混合，观察反应现象。凡在5min内混菌的血浆出现团块或颗粒状凝块者，为血浆凝固酶试验阳性，而混菌的生理盐水仍呈均匀混浊状。若混菌后的血浆和生理盐水仍都呈均匀混浊状者，其结果为阴性。

（2）试管法：取无菌小试管2支，用无菌吸管吸取血浆原液或1∶1盐水血浆稀释液加入试管中，每管各0.5ml，然后用无菌吸管吸取待检肉汤培养物0.5ml或用接种环直接取斜面培养基上的菌苔，与其中一支血浆试管中的血浆充分混和，另一支试管不加菌作为对照。将2支小试管同时放在37℃温箱内保温3h后开始检查，若加菌的血浆试管中24h内出现凝固现象，不加菌的血浆试管血浆仍呈液体状，为血浆凝固酶试验阳性；若两者均无凝固现象。则为阴性。

三、实验结果

供试品增菌后，如在选择培养平板上具有金黄色葡萄球菌的典型菌落特征，经染色镜检为革兰阳性、葡萄状排列的球菌，发酵甘露醇产酸，血浆凝固酶试验阳性者，即可报告供试品中检出金黄色葡萄球菌。该菌在培养基上的菌落特征见表22－1。

表22－1 不同培养基上的菌落特征

培养基	菌落形态特征
TMP高盐琼脂	墨黑色、圆形突起、边缘整齐、周围有黄色环、直径为0.7～1mm
卵黄高盐琼脂	金黄色、圆形突起、边缘整齐、周围有乳浊圈、直径为1～2mm
血琼脂平板	金黄色、圆形突起、边缘整齐、周围有溶血环、直径为1～2mm

•知识链接•

【复习与思考】

1. 哪些药品规定要进行金黄色葡萄球菌检查?
2. T、M、P各代表何物?在金黄色葡萄球菌检查中都起什么作用?
3. 如何检查药品中有无金黄色葡萄球菌的污染?

（叶丹玲）

实验二十三 微生物间相互作用研究

【实验思想】

微生物在自然界中是以混合的群落形式存在，生物群落中各个种群、个体之间存在各种的相互作用。有些相互作用对某一群体是有利的，而对其他群体是不利的或没有影响。正是这种正负作用使得生物群落保持生态平衡。根据参与相互作用的两个群体受到影响的程度，可以把这些相互作用分为8种，包括中立关系、偏利共生关系、协作关系、互惠共生关系、竞争关系、拮抗关系、捕食关系和寄生关系。

微生物相互作用的机制复杂。在正的相互作用中，一个微生物群体可以给其他微生物群体提供营养物质和生产所必需的因子，某些微生物群体在它正常生长和代谢过程中，能使其生活环境发生改变，从而为另一微生物群体创造更有利的生活环境。在负的相互作用中，比较常见的是竞争关系和拮抗关系。竞争包括对生存空间和营养物质的竞争，竞争的结果对双方或单方产生不利的影响，是微生物群体的密度下降，生长速率下降，是受影响的群体失去占据某一生态环境的能力。拮抗关系是指两个微生物群体生长在一起时，其中一个群体产生一些对另一群体有抑制作用或有毒的物质，结果造成另一个群体生长受到抑制或被杀死，而产生抑制物或有毒物质的群体不受影响，或者可以获得更有利的生长条件。如某些微生物群体可以通过产生乳酸或类似的低相对分子质量有机酸、抗生素、细菌素和其他抗菌物质等，来抑制或杀死其他微生物群体。在一个复杂的自然生物群落中，不同微生物群体之间可能存在各种各样的相互关系，使得微生物群落能更有效地利用现有的资源在这一生境中存在下去。除此之外，光、温度、pH、O_2、营养物浓度和组成均会对这种相互作用产生影响。

研究微生物相互作用的方法很多，大致可分为平板法、上清液法和混合培养法。根据微生物种类、作用机制和预期目标的不同，选取不同的实验方法。平板法主要是在固定表面进行，比较全面地研究不同微生物之间的相互作用，常用的有点种法和划线法。上清液法是利用某一微生物分泌到上清液中的代谢产物，研究某一微生物对其他微生物的相互作用，常用的有纸片法、琼脂扩散法、牛津杯法。混合培养是通过观察两个以上微生物群体在同一液体环境中的生长现象，研究微生物之间的相互作用。

【实验目标】

1. 了解微生物相互作用的机制。
2. 根据微生物相互作用的方式，选择适当的方法研究微生物之间的相互作用。

（叶丹玲）

实验二十四　青霉素发酵过程中糖的变化

【实验思想】

糖是微生物生命活动中的碳源，也是主要的能源。糖代谢与菌体生长、产物积累紧密相关。所以在微生物发酵过程中，发酵液内糖的消耗情况是一项重要的生理指标，也是掌握发酵进程的重要依据之一。

糖的定量测定方法很多，如费林法、碘量法、蒽酮法、3，5－二硝基水杨酸法等，但这些方法各有其优缺点。

【实验目标】

1. 通过实验认识并总结青霉素发酵过程中糖（碳源）的变化规律。
2. 掌握一种糖的分析测定方法。

（叶丹玲）

附录

I　实验室常用染色法及其试剂配制

一、碱性美蓝单染色法

1. 染液

(1) 甲液：美蓝0.3g，95%乙醇30ml。

(2) 乙液：氢氯化钾0.01g，蒸馏水100ml。

将甲、乙两液混合备用。

2. 方法与结果　见实验二，单染色法。

二、稀释石炭酸复红单染色法

1. 染液

(1) 甲液：碱性石炭酸复红0.1g，95%乙醇10ml。

(2) 乙液：5%石炭酸水溶液100ml。

将甲、乙两液混匀，使用时用蒸馏水1∶10稀释即可。

2. 方法与结果　见实验二，单染色法。

三、革兰染色法

1. 染液

(1) 初染液（结晶紫染液）：结晶紫2g溶于95%乙醇20ml内，与1%草酸铵水溶液80ml混匀，置24h后过滤。

(2) 媒染液（卢戈碘液）：先将碘化钾2g溶于少量蒸馏水中，然后加入碘1g使之完全溶解，再加蒸馏水至300ml即可。

(3) 脱色液（95%乙醇）。

(4) 复染液（稀释石炭酸复红溶液）。

2. 方法与结果　见实验二，革兰染色法。

四、鞭毛染色法

1. 染液

(1) 甲液：20%钾明矾液20ml，5%石炭酸液50ml，20%鞣酸液20ml。

(2) 乙液：复红酒精饱和液。

取甲液9份，乙液1份混合后过滤，滤液放置6h后使用为佳。

2. 方法　用变形杆菌6～8h血琼脂平板培养物，从菌膜伸展最远处用接种环挑取菌少许，置入蒸馏水管中，使其自行分散，再置37℃下25～30min。取菌液一接种环，轻轻滴于洁净载玻片上，使成薄膜，在空气中自然干燥．勿用火焰固定。加鞭毛染色液染1～2min，水洗，干燥后用油镜镜检。

3．结果　鞭毛呈淡红色，菌体呈红色。

五、荚膜染色法（Hiss法）

1．染液　结晶紫染液，20%硫酸铜水溶液。

2．方法　取小白鼠腹腔传代培养的肺炎双球菌。接常规方法涂片。自然干燥，不需加热固定。滴加结晶紫染液，在火焰上略加热至冒蒸汽时为止。用20%硫酸铜液冲洗．干后油镜镜检。

3．结果　荚膜无色或呈淡紫色，菌体及背景呈紫色。

六、芽孢染色法

1．染液　石炭酸复红染液，95%乙醇，碱性美蓝染液。

2．方法　按常规方法，用培养48～72h的破伤风梭菌制成细菌涂片，干燥、固定后，滴加石炭酸复红染液，微加温至冒蒸汽，染5min，水洗，用95%酒精脱色2min，水洗，滴加碱性美蓝染液复染30s，水洗，干后油镜镜检。

3．结果　芽孢呈红色，菌体呈蓝色。

七、镀银染色法（冯泰钠法）

1．染液

（1）固定液：冰醋酸1ml，甲醛溶液2ml，蒸馏水100ml。

（2）鞣酸媒染液：鞣酸5g，石炭酸1g，蒸馏水100ml。

（3）冯泰钠银溶液：硝酸银5g，蒸馏水100ml。临用前取银溶液20ml，逐滴加入10%氨液，使先有沉淀发生复而溶解．如溶液仍澄清，可再加入硝酸银数滴，至振摇后溶液显示轻度混浊为止。

2．方法　标本涂片宜薄，自然干燥，不用火焰固定。滴加固定液，作用1～2min后，用无水酒精洗涤。滴加媒染液2～3滴。加温至冒蒸汽，染30s，水洗。滴加经氨液处理的银溶液，加温至冒蒸汽，染30s，水洗，待干。用加拿大树胶封片，镜检（如不加盖玻片，香柏油可使螺旋体脱色）。

Ⅱ 常用指示剂的配制

一、淀粉水解实验用碘液（卢戈碘液）

碘片	1g
碘化钾	2g
蒸馏水	300ml

二、溴甲酚紫指示剂

溴甲酚紫	0.04g
0.01mol/L NaOH	6.4ml

溴甲酚紫 pH5.2～6.8，颜色由黄变紫，常用浓度为0.04%。

三、溴麝香草酚蓝指示剂

溴麝香草酚蓝	0.04g
0.01mol/LNaOH	6.4ml
蒸馏水	93.6ml

溴麝香草酚蓝 pH6.0～7.6，颜色由黄变蓝，常用浓度为0.04%。

四、甲基红试剂

甲基红（methyl red）	0.04g
95%乙醇	60ml
蒸馏水	40 ml

Ⅲ 常用培养基及其制备

一、糖、醇发酵培养基

1. 成分 蛋白胨10g，氯化钠5g，糖、醇0.5%，蒸馏水1000ml，1.6%溴甲酚紫lml。

2. 制法 取蛋白胨、氯化钠加入蒸馏水中，微温使溶解，调节pH至7.6，加入溴甲酚紫指示剂，混匀。配制各种单糖溶液，将单糖溶液加入到蛋白胨水溶液中，使培养基中最终含糖或醇的浓度为0.5%。然后分装于含杜氏小管的试管中，103.42kPa蒸汽灭菌20min备用。

二、蛋白胨水培养基

1. 成分 蛋白胨10g，氯化钠5g，蒸馏水1000ml。

2. 制法 取上述成分混合，加热溶化，调节至pH7.6，分装，103.42kPa蒸汽灭菌20min后备 用。

三、葡萄糖蛋白胨水培养基

1. 成分 蛋白胨7g，葡萄糖5g，磷酸氢二钾3.8g，蒸馏水1000ml。

2. 制法 取上述成分混合，微温使溶解，调节pH至7.6，分装于小试管，103.42kPa蒸汽灭菌20min后备用。

四、枸橼酸盐培养基

1. 成分 枸橼酸钠2g，氯化钠5g，硫酸镁0.2g，磷酸氢二钾0.8g，磷酸二氢铵1g，0.5%溴麝香草酚蓝液20ml，琼脂15~20g，蒸馏水1000ml。

2. 制法 除溴麝香草酚蓝和琼脂外，将上述成分溶解于蒸馏水中，调节pH至6.8，加入琼脂和指示剂，混匀，分装于小试管中，103.4gkPa蒸汽灭菌15min后置成斜面。

五、淀粉琼脂培养基（培养放线菌用）

1. 成分 可溶性淀粉20g，氯化钠0.5g，磷酸氢二钾0.5g，硫酸亚铁0.01g，硫酸镁0.5g，硝酸钾1g，琼脂20g，蒸馏水1000ml。

2. 制法 先将可溶性淀粉调成糊状，与上述其他成分一起加入至蒸馏水中，加热使其溶解，调整pH至7.4，分装后置103.42kPa蒸汽灭菌20min后备用。

六、沙保琼脂培养基（培养真菌用）

1. 成分 蛋白胨10g，葡萄糖（或麦芽糖）40g，琼脂20g，蒸馏水1000ml

2. 制法 将上述成分微温溶化，pH自然。分装后68.95kPa蒸汽灭菌20min，即成。

七、需氧菌、厌氧菌培养基（硫乙醇酸盐液体培养基）

1. 成分 酪胨（胰酶水解）15g，氯化钠2.5g，葡萄糖5g，新鲜配制的0.1%刃天青溶液1ml（或新配制0.2%亚甲蓝溶液0.5ml）。

L－胱氨酸0.5g，硫乙醇酸钠0.5g（或硫乙醇酸0.3ml），酵母浸出粉5g，琼脂0.5～0.7g，蒸馏水1000ml。

2. 制备 除葡萄糖和刃天青溶液外，取上述成分加入蒸馏水内，微温溶解后，调节pH为弱碱性，煮沸冷却后滤清，按量加入葡萄糖和刃天青溶液，播匀，调pH使灭菌后为pH7.1±0.2，分装，68.95kPa蒸汽灭菌30min，即得。

八、霉菌培养基

1. 成分 胨5g，硫酸镁0.5g，醇母浸出粉2g，葡萄糖20g，磷酸二氢钾1g，蒸馏水1000ml。

2. 制备 除葡萄糖外，取上述成分加入蒸馏水内，微温溶解后，煮沸，加葡萄糖溶解后，摇匀，滤清，调节pH使灭菌后为5.8±0.2，分装，68.95kPa蒸汽灭菌30min，即成。

九、虎红琼脂培养基

1. 成分 蛋白胨5g，硫酸镁0.5g，葡萄糖10g，琼脂15～20g，磷酸二氢钾1g，虎红（四氯四碘荧光素）0.0133g，（或0.133%虎红溶液10ml），蒸馏水1000ml。

2. 制法 将蛋白胨、磷酸二氢钾、硫酸镁、琼脂混合加入蒸馏水，加热使琼脂熔化后加入葡萄糖溶解，过滤后加入虎红水溶液，分装，68.95kPa蒸汽灭菌30min。

十、TTC肉汤琼脂培养基（0.001%2，3，5－氯化三苯基四氮唑肉汤琼脂培养基）

1. 成分 牛肉膏3g，氯化钠5g，琼脂18～20g，蛋白胨10g，蒸馏水1000ml。

2 制法 取牛肉膏、蛋白胨、氯化钠加入蒸馏水，微温使其溶化，调节pH为7.4～7.6，加琼脂，煮沸融化，过滤分装，103.42kPa20min灭菌。用前将其熔化，冷至60℃左右，加入灭菌的1%2，3，5－氯化三苯基四氯唑（简称TTC或称红四氮唑）水溶液1ml，摇匀，倾注平皿。用此培养基可防止细菌成片生长。

十一、胆盐乳糖培养基（B. L）

1. 成分 蛋白胨20g，氯化钠5g，磷酸氢二钾4g，磷酸二氢钾1.3g，牛胆盐1.3g（或去氧胆酸钠0.25g），乳糖5g，蒸馏水1000ml。

2. 制法 除乳糖、牛胆盐外，将上述其他成分混合后微热溶解，调节pH至7.2～7.4，煮沸过滤，加乳糖、牛胆盐溶解后摇匀、分装，68.95kPa灭菌30min。

十二、麦康凯琼脂培养基（MacC）

1. 成分 蛋白胨20g，乳糖10g，氯化钠5g，牛胆盐5g，琼脂15～20g，1%中性红溶液2.5ml，蒸馏水1000ml。

2. 制法 除乳糖、中性红及牛胆盐外，加热溶解上述成分，调节pH至7.0～7.2，煮沸过滤，加入乳糖、中性红、牛胆盐，摇匀，分装，68.95kPa灭菌30min。

十三、伊红美蓝琼脂培养基（EMB）

1. 成分 营养琼脂培养基（pH7.6）100ml，20%乳糖溶液5ml，2%伊红水溶液2ml，0.5%美蓝水溶液1.3～1.6ml。

2. 制法 将灭菌后营养琼脂培养基加热熔化，冷至60℃左右，将灭菌的上述三种溶液接配方量以无菌操作方式加入，摇匀后倾倒平皿，制成平板备用。

十四、卵黄高盐琼脂培养基

1. 成分 蛋白胨6g，氯化钠30g，牛肉膏1.8g，琼脂23g，蒸馏水650ml，10%氯化钠卵黄液100ml。

2. 制法 取新鲜鸡蛋一个，无菌操作取出卵黄，放入已灭菌的10% NaCl溶液100ml中，充分振摇，制成10%氯化钠卵黄液。称取蛋白胨、牛肉膏和氯化钠加入蒸馏水中，微热溶解调节pH7.6，煮沸过滤，加入琼脂，经103.42kPa灭菌20min，待冷却至60℃后，以无菌操作加入10%氯化钠卵黄液，充分摇匀，倾注平板。

十五、血琼脂培养基

1. 成分 肉汤琼脂培养基100ml，无菌脱纤维羊血（或兔血）5～10ml。

2. 制法 将肉汤琼脂培养基加热熔化，待冷至50℃左右时，以无菌操作方式吸取无菌脱纤维羊血或兔血加入其中，充分摇匀，倾注平板。

十六、TMP高盐琼脂培养基

1. 成分 蛋白胨20g，酵母浸膏5g，氯化钠40g，磷酸氢二钾5g，琼脂20g，甘露醇5g，1%酚红水溶液2.5ml，1%亚碲酸钾（钠）15ml，蒸馏水1000ml。

2. 制法 除甘露醇、酚红和亚碲酸钾（钠）外，将其他成分加入蒸馏水中混合，煮沸溶解，调pH至7.6。加入甘露醇和酚红，68.95kPa灭菌20min后备用。临用前以无菌操作加入新鲜配制的1%亚碲酸钾（钠）溶液15ml，混匀后倾注平板。

十七、十六烷三甲基溴化铵琼脂培养基

1. 成分 牛肉膏3g，蛋白胨10g，氯化钠5g，十六烷三甲基溴化铵0.3g，琼脂15～20g，蒸馏水1000ml。

2. 制法 除琼脂外，将上述成分混合加热溶解，调pH至7.4左右，加入琼脂融化，103.42kPa灭菌20min，冷至50℃左右后制成平板。

十八、绿脓色素测定用培养基（PDP 琼脂）

1. 成分 蛋白胨 20g，氯化镁 1.4g，硫酸钾 10g，琼脂 20g，甘油 10ml，蒸馏水 1000ml。

2. 制法 称取蛋白胨、氯化镁、硫酸钾加入水中微热溶解，调 pH 至 7.6，煮沸过滤后，趁热加入甘油、琼脂，103.42kPa 灭菌 20min，制成斜面。

十九、硝酸盐胨水培养基

1. 成分 蛋白胨 10g，酵母膏 3g，硝酸钾 2g，亚硝酸钠 0.5g，蒸馏水 1000ml。

2. 制法 称取蛋白胨、酵母膏、硝酸钾和亚硝酸钠，微热溶解，混匀。调 pH 至 7.2～7.4 分装于含杜氏小管的试管中，68.95kPa 灭菌 30min。

二十、明胶培养基

1. 成分 牛肉膏 3g，蛋白胨 5g，明胶 120g，蒸馏水 1000ml。

2. 制法 称取各成分加至蒸馏水中，浸泡约 20min，随时搅拌，加热溶解后，调 pH 至 7.4，分装试管，68.95kPa 灭菌 30min。

二十一、醋酸铅培养基

1. 成分

pH7.4 的牛肉膏蛋白胨琼脂	100 ml
硫代硫酸钠	0.25g
10% 醋酸铅水溶液	1 ml

2. 制法 将牛肉膏蛋白胨琼脂培养基 100 ml 加热溶解，待冷至 60℃时加入硫代硫酸钠 0.25g，调至 pH7.2，分装于三角瓶中，115℃灭菌试管或平板中。

二十二、石蕊牛奶培养基

牛奶粉	100g
石蕊	0.075g
水	1000ml
pH	6.8

121℃15min。

二十三、玉米粉蔗糖培养基

玉米粉	60g
KH_2PO_4	3g
维生素 B_1	100mg
蔗糖	10g
$MgSO_4 \cdot 7H_2O$	1.5g
水	1000ml

121℃灭菌20min。

二十四、玉米综合培养基

玉米粉	5g
KH_2PO_4	0.3g
酵母浸膏	0.3g
葡萄糖	1g
$MgSO_4 \cdot 7H_2O$	0.15g
水	1000ml

121℃灭菌30min。

二十五、M9培养基

20%葡萄糖	2ml
5×M9盐溶液	20ml

加蒸馏水至100ml，0.1MPa灭菌20min。

Ⅳ　常用指示剂的变色范围和 pH 范围

指示剂名称	变色范围	pH 范围
溴麝香草酚蓝	黄-蓝	6.0→7.8
溴酚蓝	黄-蓝	3.0→4.6
甲基红	红-黄	4.4→6.0
溴甲酚紫	黄-紫	5.2→6.8
中性红	红-黄	6.8→8.0
酚　红	黄-红	6.8→8.4
中国蓝	蓝-红	6.0→8.0
石　蕊	红-蓝	4.5→8.3
蔷薇色酸	黄-红	6.8→8.2

参 考 文 献

1 国家药典编委会．中华人民共和国药典．北京：化学工业出版社，2005
2 毛季琨．微生物学实验．北京：中国医药科技出版社，2002
3 周长林．微生物学实验与指导．北京：中国医药科技出版社，2004
4 张卓然．医学微生物实验学．第二版．北京：科学出版社，1998
5 徐威．微生物学实验．北京：中国医药科技出版社，2004
6 沈萍，范秀容，李广武．微生物学实验．第三版．北京：高等教育出版社，1999
7 杨革．微生物学实验教程．北京：科学出版社，2004